著者略歴

汪　金芳
（わん　じんふぁん）

1963 年　中国に生まれる
1994 年　千葉大学大学院自然科学研究科博士課程修了
現　在　千葉大学大学院理学研究科教授
　　　　博士（理学）

統計解析スタンダード
一般化線形モデル　　　　　　　定価はカバーに表示

2016 年 8 月 10 日　初版第 1 刷

著　者　汪　　　金　芳
発行者　朝　倉　誠　造
発行所　株式会社 朝　倉　書　店
　　　　東京都新宿区新小川町 6-29
　　　　郵便番号　162-8707
　　　　電　話　03(3260)0141
　　　　Ｆ Ａ Ｘ　03(3260)0180
　　　　http://www.asakura.co.jp

〈検印省略〉

© 2016　〈無断複写・転載を禁ず〉　　中央印刷・渡辺製本

ISBN 978-4-254-12860-4　C 3341　　Printed in Japan

JCOPY 〈(社)出版者著作権管理機構 委託出版物〉

本書の無断複写は著作権法上での例外を除き禁じられています。複写される場合は、そのつど事前に、(社)出版者著作権管理機構（電話 03-3513-6969，FAX 03-3513-6979，e-mail: info@jcopy.or.jp）の許諾を得てください。

統計解析スタンダード

国友直人・竹村彰通・岩崎　学 [編集]

理論と実践をつなぐ統計解析手法の標準的(スタンダード)テキストシリーズ

●●●

● 応用をめざす 数理統計学　　　　　　　232頁　本体 3500 円＋税
　国友直人 [著]　　　　　　　　　　　　　　　　〈12851-2〉

● マーケティングの統計モデル　　　　　192頁　本体 3200 円＋税
　佐藤忠彦 [著]　　　　　　　　　　　　　　　　〈12853-6〉

● ノンパラメトリック法　　　　　　　　192頁　本体 3400 円＋税
　村上秀俊 [著]　　　　　　　　　　　　　　　　〈12852-9〉

● 実験計画法と分散分析　　　　　　　　228頁　本体 3600 円＋税
　三輪哲久 [著]　　　　　　　　　　　　　　　　〈12854-3〉

● 経時データ解析　　　　　　　　　　　196頁　本体 3400 円＋税
　船渡川伊久子・船渡川 隆 [著]　　　　　　　　　〈12855-0〉

● ベイズ計算統計学　　　　　　　　　　208頁　本体 3400 円＋税
　古澄英男 [著]　　　　　　　　　　　　　　　　〈12856-7〉

● 統計的因果推論　　　　　　　　　　　216頁　本体 3600 円＋税
　岩崎　学 [著]　　　　　　　　　　　　　　　　〈12857-4〉

● 経済時系列と季節調整法　　　　　　　192頁　本体 3400 円＋税
　高岡　慎 [著]　　　　　　　　　　　　　　　　〈12858-1〉

● 欠測データの統計解析　　　　　　　　200頁　本体 3400 円＋税
　阿部貴行 [著]　　　　　　　　　　　　　　　　〈12859-8〉

● 一般化線形モデル　　　　　　　　　　224頁　　　　　　　〈12860-4〉
　汪　金芳 [著]

[以下続刊]

上記価格 (税別) は 2016 年 7 月現在

成果基準（パフォーマンス・スタンダード）の
立案と実践による動物実験の適正化

「ILAR指針」をさらに深く理解するために

久原孝俊・鍵山直子 訳

Joe Alper・Lida Anestidou 報告
実験動物の使用における科学と福祉に関する円卓会議
実験動物研究協会（ILAR）
地球・生命科学研究部門

全米科学・工学・医学アカデミー

アドスリー

Design, Implementation, Monitoring, and Sharing of Performance Standards for Laboratory Animal Use

SUMMARY OF A WORKSHOP

Joe Alper and Lida Anestidou, *Rapporteurs*

Roundtable on Science and Welfare
in Laboratory Animal Use

Institute for Laboratory Animal Research

Division on Earth and Life Studies

The National Academies of
SCIENCES · ENGINEERING · MEDICINE

THE NATIONAL ACADEMIES PRESS
Washington, DC
www.nap.edu

This is a translation of Design, Implementation, Monitoring and Sharing of Performance Standards for Laboratory Animal Use: Summary of a Workshop, Joe Alper and Lida Anestidou, Rapporteurs; Roundtable on Science and Welfare in Laboratory Animal Use; Institute for Laboratory Animal Research; The National Academies of Sciences, Engineering, and Medicine © 2015 National Academy of Sciences. First published in English by National Academies Press. All rights reserved.

Japanese translation rights arranged with National Academies Press through Tuttle-Mori Agency, Inc., Tokyo
Printed by Adthree Publishing Co., Ltd.

翻訳にあたって

　ILAR (Institute for Laboratory Animal Research) 指針第8版 (2011)『実験動物の管理と使用に関する指針』は動物実験施設（以下、施設）における実験動物のケアについて、ウエルビーイングすなわち当該動物種が本来の生理・生態・習性を発揮できるような状態をゴールに据えました。そして、そこに至る道のりはひとつではないとしたうえで、ゴールへのアプローチの仕方について成果基準 (performance standard)、数値基準 (engineering standard)、実践基準 (practice standard) という3つの考え方を提示しています。共通のゴールは実験動物のウエルビーイングでありますが、実験動物には動物福祉と科学研究上のニーズとのバランス確保という譲れない課題があります。このバランス確保を念頭に置きつつ、科学上のニーズを勘案しながらゴールを目ざすのが成果基準、動物福祉のベースラインや実践方法を最大限に重視し、ぶれることなく積み上げていくのが数値基準、そして、公表されたデータがない場合に、施設の専門家の経験や裁量に目を向けるのが実践基準です。

　科学上のニーズや環境の変動値にも配慮するとなると、成果基準の策定には手間がかかります。成果基準を適切に立案し、実践し、モニタリングし、そして関係者の間で共有化するためには、当然のことながら専門家の知識と経験、そして関係者の合意が不可欠です。さらには、妥当性の評価には説得力のあるデータも必要です。そのため、成果基準の策定をあきらめて、数値基準に戻った施設もありました。それにもかかわらずILAR指針が成果基準を前面に押し出した理由は、動物のウエルビーイングと科学研究上のニーズとのバランスの追求にほかなりません。とはいえ、成果基準には拠り所となるデフォルトスタンダード（初期基準）が必要だとの意見もあり、第8版への改訂を機にILAR指針には多くのデフォルトスタンダードが推奨事項として記載されました。

　ILAR指針とは対照的に、『EUの指令』(2010) は、数値基準の考え方を基本にしています。理由は、EU加盟各国間の格差を是正するには数値基準が最も効果的であると考えられたからです。このように、実験動物のウエルビーイングというゴールは同じであっても、どの道を経由するかの判断には地域ごとの事情が影響します。ILAR指針は米国の指針ですが、今や国際的に汎用されている事実を勘案すると、成果基準に対する地域を越えた理解が必要と判断され

ました。そこでILARは、2015年4月、米国内外から動物実験に関わる科学者、行政官、愛護系市民等を招いて成果基準に関するワークショップを開催し、成果基準の立案、実践、モニタリングおよび共有化に焦点を合わせて、ざっくばらんに意見交換するとともに、徹底的な議論を展開しました。

　本書は各演者の発表、意見交換、討論の内容をILARの職員が記録し、ワークショップ報告として要約したものです。成果基準策定への具体的な取り組みの事例から、ILAR指針に示されたデフォルトスタンダードを動物のウエルビーイングに向けて展開するためのノーハウを学ぶこともできるでありましょう。

　AAALAC InternationalはILAR指針を評価基準のひとつに据え、実験動物の管理と使用に関する認定事業を欧州や環太平洋を含む世界各国に展開しています。AAALAC Internationalの認証取得に関心のある施設はもちろんのこと、わが国において動物福祉と科学研究上のニーズとのギャップに悩む施設にとっても、本書に盛り込まれた最新情報の有用性はきわめて高いと思われます。

　原著の翻訳にあたり、National Academies Pressの許諾をいただきました。その手続きを含めて、株式会社アドスリーには大変お世話になりました。横田節子社長に深謝申し上げます。

2016年5月

訳者　久原孝俊
　　　鍵山直子

ナショナルアカデミープレス
THE NATIONAL ACADEMIES PRESS
500 Fifth Street, NW, Washington, DC 20001

　ここに示す活動を実施するに当たり、米国実験動物医学協会 American College of Laboratory Animal Medicine、米国獣医師会 American Veterinary Medical Association、コヴァンス社 Covance Laboratories, Inc.、ジェネンテック社 Genentech、グラクソ・スミスクライン社 GlaxoSmithKline、マサチューセッツ総合病院 Massachusetts General Hospital、国立霊長類研究センター National Primate Research Centers、ノバルティス社 Novartis、ファイザー社 Pfizer, Inc.、スタンフォード大学医学部 Stanford University School of Medicine、カリフォルニア大学デービス校 University of California, Davis、イリノイ大学 University of Illinois、ミシガン大学 University of Michigan、ノースダコタ大学 University of North Dakota、ピッツバーグ大学 University of Pittsburg およびワシントン大学 University of Washington のご支援をいただいた。また、米国食品医薬品局 Food and Drug Administration の補助金 5 R13 FD 005298 -02 を会議に必要な経費の一部にあてたが、配布資料や出版物の記述内容あるいは演者や司会者が口述した見解は、保健福祉省 Department of Health and Human Services の政策を必ずしも反映していない。また、登場する社名や営業活動あるいは組織名が米国政府に支持されていることを意味するものでもない。本刊行物に掲載された意見、知見、結論あるいは推奨事項は、本プロジェクトを支援した組織や行政当局の見解を反映するものでもない。

ISBN-13: 978-0-309-37924-3
ISBN-10: 0-309-37924-5

本刊行物は National Academies Press から購入可能である。
住所：500 Fifth Street, NW, Keck 360, Washington, DC 20001
電話：(800)624-6242 または (202)334-3313
http://www.nap.edu/

表紙の挿絵は下記よりご提供いただいた。
○実験室の水槽で泳ぐゼブラフィッシュ：
https://www.genome.gov/dmd/img.cfm?node=Photos/Animals/Zebrafish&id=4164
版権：Maggie Bartlett, NHGRI
○ペンで飼育された2頭のヒツジ、うち1頭を技術者が検査：
http://www.understandinganimalresearch.org.uk/resources/image-library/?cat=sheep
版権：©Understanding Animal Research

Copyright 2015 by the National Academy of Sciences

Printed in the United States of America

引用時の本刊行物の呼称（推奨）：National Academies of Sciences, Engineering, and Medicine. 2015. *Design, Implementation, Monitoring, and Sharing of Performance Standards for Laboratory Animal Use (A Workshop Summary).* Washington, DC: The National Academies Press

全米科学・工学・医学アカデミー
The National Academies of SCIENCES・ENGINEERING・MEDICINE

全米科学アカデミー National Academy of Sciences は議会法 Act of Congress にもとづき、リンカーン大統領の署名のもとで非営利・非政府法人として 1863 年に設立された。科学技術に関連する課題を取り上げ、連邦政府に助言を行う。メンバーは、傑出した研究業績にもとづいて科学界から選出される。理事長は Ralph J. Cicerone 博士である。

全米工学アカデミー National Academy of Engineering は全米科学アカデミー憲章 the charter of the National Academy of Sciences にもとづいて 1964 年に設立された。連邦政府に対して工学技術に関する助言を行う。メンバーは工学に卓越した業績のある科学者から選ばれる。理事長は C. D. Mote, Jr. 博士である。

全米医学アカデミー National Academy of Medicine（旧称：医学協会 Institute of Medicine）は全米科学アカデミー憲章にもとづいて 1970 年に設立された。連邦政府に対して医学・医療に関する助言を行う。メンバーは医学ならびに保健研究に貢献した者から選ばれる。理事長は Victor J. Dzau 博士である。

　3 分野のアカデミーは互いに協力して全米科学・工学・医学アカデミーを組織する。独立組織の立場から客観的な状況分析を実施し、連邦政府に助言する。また、分野をまたいで複雑に絡み合う課題の解決に取り組むとともに、市民に向けた政策を提言する。教育ならびに研究を振興し、知的貢献にかかる優れた業績を発掘するほか、科学、工学、医学研究に対する市民の理解を増進する。

　全米科学・工学・医学アカデミーに関する詳細は、次のウェブサイトに詳述されている。

www.national-academies.org

「実験動物の使用に関する成果基準の立案、実施、モニタリング、ならびに共有」ワークショップ企画委員会

委員

David M. Kurtz（共同委員長）　米国国立環境保健科学研究所獣医専門研究員

Patricia V. Turner（共同委員長）　カナダグエルフ大学オンタリオ獣医学部実験動物学教授兼プログラムリーダー

David M. Anderson　ワシントン大学健康科学部門長

Janet C. Garber　Garber コンサルティング社コンサルタント

Andrew W. Grady　ミシシッピ大学メディカルセンター動物実験施設長

Donna Matthews Jarrell　マサチューセッツ総合病院比較医学センター長兼選任獣医師

Guy B. Mulder　チャールス・リバー社リサーチモデル・サービス部門選任獣医師・獣医専門サービス部門長

Randall J. Nelson　テネシー大学健康科学センター解剖・神経生物学教授、研究副部門長、動物のケアおよび使用に関する機関の責任者

Mary Ann Vasbinder　グラクソ・スミスクライン社研究開発技術・科学部門動物福祉・倫理・戦略室、3Rs および動物実験教育プログラムに関する企業責任部門長

実験動物の使用における科学と福祉に関する円卓会議[1]

共同議長

Lynn C. Anderson（共同議長）コヴァンス社グローバル動物福祉・比較医学副部門長

Steven Niemi（共同議長）米国実験動物医学協会（ACLAM）との連携担当、ハーバード大学教養学部動物資源部門長

委員

Paul A. Locke（ILAR 評議委員会への連絡係）ジョンズ・ホプキンス大学公衆衛生大学院環境保健科学部准教授

David M. Anderson　ワシントン大学健康科学部門長

Bonnie V. Beaver　テキサス A&M 大学獣医学部小動物臨床科学教授

Saverio "Buddy" Capuano III　米国立ウィスコンシン霊長類研究センター、ウィスコンシン大学マディソン校動物サービス部門副部門長兼選任獣医師

Pamela Chamberlain　米国食品医薬品局テロ対策および新興脅威対策部門獣医専門官兼機関の責任者

Carol Clarke　米国農務省（USDA）動植物衛生検査部（APHIS）動物ケア部門研究プログラム部門長

Robert C. Dysko　ミシガン大学医学部実験動物医学研究室教授兼室長

Gloria J. Gaito　ファイザー社ワールドワイド研究開発本部比較医学部門グローバル動物福祉および法令順守部門長

Dianne Garnes　ノバルティス社製薬部門

Gail C. Golab　米国獣医師会動物福祉部門長

Sherril L. Green　スタンフォード大学医学部比較医学部門教授兼部門長

Donna Matthews Jarrell　マサチューセッツ総合病院比較医学センター長兼選任獣医師

Bruce W. Kennedy　カリフォルニア州立科学技術大学研究部門法令順守副責任者

---

[1] 全米科学・工学・医学アカデミーのフォーラムおよび円卓会議は、それぞれの文書の発行、審査、ならびに承認は行わない。出版されたワークショップの要約に関する責任は、それぞれのワークショップの報告者およびそれぞれの機関が有するものとする。

Malak Kotb　ノースダコタ大学医学・健康科学部基礎科学部長
David M. Kurtz　米国国立保健研究所‐国立環境保健科学研究所獣医専門研究員
Margaret S. Landi　グラクソ・スミスクライン社動物福祉・倫理・戦略室長
Kent K.C. Llloyd　カリフォルニア大学デービス校マウス生物学プログラム長兼
　　　教授
Anne Maglia　全米科学財団生物学基盤部門プログラムディレクター
Joseph T. Newsome　ピッツバーグ大学実験動物資源臨床部門長兼
　　　病理学准教授
Lawrence Schook　イリノイ大学教授研究部門副部門長
Susan Brust Silk　米国国立保健研究所実験動物福祉局規範および教育部門長
Rhonda J. Wiler　ジェネンテック社トランスジェニック技術部門
　　　シニアディレクター
Robert H. Wurtz　米国国立保健研究所国立眼病研究所感覚運動研究室
　　　卓越研究員

事務局

Lida Anestidou　「実験動物の使用における科学と福祉に関する円卓会議」事務
　　　局長
Angela Kolesnikova　実験動物研究協会（ILAR）管理補佐
Jenna Ogilvie　生命科学理事会プログラム補佐

コンサルタント

Joe Alper　著述家

実験動物研究協会（ILAR）

評議会共同委員長

Michael D. Lairmore（共同委員長）カリフォルニア大学デービス校
　　獣医学部教授兼学部長
Margaret S. Landi（共同委員長）グラクソ・スミスクライン社動物福祉・倫理・
　　戦略室長

評議員

Karin Blumer　　ノバルティスインターナショナル社科学部門
Cory Brayton　　ジョンズ・ホプキンス大学分子・比較病理生物学准教授
Joseph J. DeGeorge　　メルク研究所安全性評価・実験動物資源グローバルディ
　　レクター
Lewis B. Kinter　　コンサルタント
Malak Kotb　　ノースダコタ大学医学・健康科学部基礎科学部長
Paul A. Locke　　ジョンズ・ホプキンス大学公衆衛生大学院環境保健科学部准教授
Daniel S. Marsman　　プロクター・アンド・ギャンブルヘルスケア社
　　安全性・規制部門長
Melinda A. Novak　　マサチューセッツ大学心理学部心理学教授
James A. Roth　　アイオワ州立大学獣医学部食品安全・公衆衛生センター長兼
　　卓越教授
Lawrence B. Schook　　イリノイ大学教授研究部門副部門長
Robert S. Sikes　　アーカンソー大学リトルロック校生物学教授
Sheldon Sloan　　ヤンセン研究開発社既存製品内科学ポートフォリオ部門長
Patricia Turner　　カナダグエルフ大学オンタリオ獣医学部病理生物学教授兼
　　実験動物学プログラムリーダー

事務局

Frances E. Sharples　　事務局長代行
Lida Anestidou　　上級プログラムオフィサー
Bethelhem Mekasha　　財務副責任者
Angela Kolesnikova　　管理補佐

謝　辞

　ワークショップの要約を作成するに当たり、全米科学・工学・医学アカデミー論文査読委員会が承認した手続きに従い、幅広い識見と優れた技能を念頭に選ばれた者による原案の査読が行われた。このように独立した査読を行う目的は、原案に対して率直かつ批判的なコメントを得るためであった。それによってILARは要約を完璧に仕上げることが可能になり、研究機関にとっては、研究上の必要性を勘案して作成した客観性、実証性、即応性のある基準と要約とのあいだに齟齬を生じさせない効果が期待できる。査読によって得られたコメントおよび原案は、出版までの過程に支障がないよう非開示扱いとした。

　ILARは次の査読者に感謝申し上げる。
Bonnie V. Beaver, テキサスA&M大学
F. Claire Hankenson, ミシガン州立大学
Richard B. Huneke, ドレクセル大学医学部
Neil S. Lipman, スローンケタリング記念がんセンター、ワイルコーネル医学大学

　各査読者から建設的な意見や示唆を数多くいただいたが、出版前の最終稿を彼らに開示することはしていない。査読者の意見は、カリフォルニア大学デービス校のStephen W. Bartholdにまとめていただいた。全米科学・工学・医学アカデミーの指名を受けたBartholdには、ILARの規定に従ってワークショップの要約を独自に校閲し、その際には査読者のすべての意見を勘案することの責任が与えられた。ワークショップ要約の内容に関する最終責任は、報告者とILARに帰属する。

目　次

1. 緒　言 …………………………………………………………………… 1
　　本要旨の構成 ………………………………………………………… 3

2. 実験動物の人道的なケアおよび使用のための成果基準の概要 ………… 5

3. 規制当局ならびに監督機関の観点 ……………………………………… 13
　　米国国立保健研究所（NIH）の見解 ……………………………… 13
　　米国農務省（USDA）の見解 ……………………………………… 16
　　カナダの見解 ………………………………………………………… 18
　　英国および欧州の見解 ……………………………………………… 21
　　討　論 ………………………………………………………………… 25

4. 末端ユーザーの見解 ……………………………………………………… 33
　　学術分野の見解 ……………………………………………………… 34
　　製薬企業の見解 ……………………………………………………… 38
　　野生動物研究者の見解 ……………………………………………… 40
　　農学研究者の見解 …………………………………………………… 43
　　公益機関の見解 ……………………………………………………… 47
　　認証機関の見解 ……………………………………………………… 50
　　午後のセッションのまとめ ………………………………………… 53
　　討　論 ………………………………………………………………… 53

5. 成果基準の策定と実践の具体的な進め方 ……………………………… 57
　　討　論 ………………………………………………………………… 65

6. 分科会からの報告 ……………………………………………………67
   動物の取り扱いおよび実験処置における人材養成に関する成果基準……………………………………………………………………68
      動物の取り扱いおよび実験処置における人材養成に関する成果基準の開発……………………………………………………69
   職場の労働安全に関する成果基準…………………………………70
      職場の労働安全に関する成果基準の開発………………………71
   動物実験計画における科学的柔軟性（研究における逸脱）に関する成果基準……………………………………………………………72
      動物実験計画における科学的柔軟性（研究における逸脱）に関する成果基準の開発………………………………………74
   周術期管理に関する成果基準………………………………………75
      周術期管理に関する成果基準の開発……………………………79
   討　論…………………………………………………………………79
   各分科会による成果基準の開発過程の比較対照…………………80

7. 容認することができる成果基準の共有 …………………………85
   討　論……………………………………………………………………93

8. 本ワークショップをふりかえって …………………………………95

参考文献……………………………………………………………………97

補遺A：ワークショップの議題……………………………………… 101
補遺B：本ワークショップの講演者および組織委員会委員の略歴… 105
補遺C：使命表明……………………………………………………… 116

図版リスト

図 3-1	カナダの動物福祉指針の作成プロセス	19
図 4-1	爪先カット後の観察	37
図 4-2	爪先カット後に認められた追加データ	37
図 5-1	闘争ならびに攻撃行動に関するチャールス・リバー社のスコアシステム	61
図 5-2	抜毛に関するチャールス・リバー社のスコアシステム	61
図 5-3	常同行動に関するチャールス・リバー社のスコアシステム	62
図 5-4	最小および最大のマウスケージ	63
図 5-5	最小および最大のラットケージ	64
図 6-1	承認後モニタリング (Post-approval Monitoring: PAM) プログラムのチェックリスト	78
図 7-1	実質ベースおよび1995年の不変ドルベースでの製薬企業による研究・開発費用	86
図 7-2	研究者のキャリア段階別のNIH R01同等研究費の採択率	86
図 7-3	NIH R01と同等の研究費を獲得した主任研究者（あらゆる学位保有者）の割合、35歳以下の研究者と66歳以上の研究者の比較、1990-2014年度	88
図 7-4	1980年から2013年の研究機関における科学界の高齢化	88

頭文字語および略語

APHIS	USDA Animal and Plant Health Inspection Service
AVMA	American Veterinary Medical Association
AWA	Animal Welfare Act
AWR	Animal Welfare Regulations
Ag Guide	Guide for the Care and Use of Agricultural Animals in Research and Teaching
CCAC	Canadian Council on Animal Care
CCMP	Center of Comparative Medicine and Pathology
CRL	Charles River Laboratories
EU	European Union
FAQ	Frequently Asked Questions
GSK	GlaxoSmithKline
Guide	Guide for the Care and Use of Laboratory Animals
IACUC	Institutional Animal Care and Use Committee
ILAR	Institute for Laboratory Animal Research
IO	Institutional Official
NIH	National Institutes of Health
NRC	National Research Council
NSF	National Science Foundation
OLAW	NIH Office of Laboratory Animal Welfare
PAM	Post-approval monitoring
PHS	Public Health Service
PPE	Personal protective equipment
SCAW	Scientists Center for Animal Welfare
SCWDS	Southeastern Cooperative Wildlife Disease Study
USDA	U.S.Department of Agriculture

成果基準（パフォーマンス・スタンダード）の立案と実践による動物実験の適正化

1

緒　言[1]

　「実験動物の管理と使用に関する指針」(「指針」；米国研究協議会 (NRC) 2011) は、全米科学・工学・医学アカデミーの実験動物研究協会 (Institute for Laboratory Animal Research: ILAR) が主催する委員会によって作成された。「指針」には、成果基準 (performance standard) とは、「望ましい達成目標は記載されているものの、動物のケアと使用に関するプログラムの管理責任者、研究者、ならびに動物実験委員会に自由裁量権を与えることによって、当該目標を達成するための方法に柔軟性をもたせた基準または指針であり、成果達成型のアプローチにおいては、その特定の目的を達成するためには、専門家の意見、健全な判断、およびチームアプローチが必要である」と明記されている。成果基準によって、すぐれた科学および動物福祉が促進される、と円卓会議共同議長である Lynn Anderson (コヴァンス社グローバル動物福祉・比較医学副部門長) は説明した。また、成果基準を採用することによって、個人やチームは、当面する問題に対して、専門的な知識や技術を適用して健全な判断を下すことができるのである。科学の発展に伴って、根拠にもとづいた成果基準を利用することがますます重要かつ必須なものとなるであろう。

　成果基準の概念に関するいくつかの重要な問題点をさらに深く理解するために、ILAR の「実験動物の使用における科学と福祉に関する円卓会議」は、2015

---

[1] 企画委員会の役割は、本ワークショップを企画することのみにかぎられており、本ワークショップの要旨は、指名された報告者によって作成された。本要旨は、ワークショップにおいて実際に討論された事実にもとづいている。本ワークショップにおいて表明された声明、勧告、および見解は、それぞれの講演者や討論参加者が個人の立場で表明したものであり、かならずしも全米科学・工学・医学アカデミーによって支持されたり、検証されたりしたものではないし、また特定の団体の合意を反映していると解釈してはならない。

年4月20〜21日にワシントンDCにおいて、公開のワークショップを開催した。この円卓会議の目的は、研究における適正かつ責任のある動物のケアを推進すること、一般市民のためのバランスのとれた公開討論会を開催して討論や協同作業を推進すること、そして利害関係者のあいだにおいて透明性や信頼性を構築することであるとAndersonは述べた（本ワークショップの「使命表明」は補遺Cに記載した）。円卓会議のメンバーはすべて、成果基準に関する情報にもとづいた討論によって、この使命がさらに促進されると確信している。

本ワークショップの招待講演者たちは、成果基準について、定義づけ、開発、実施、評価、および認証という課題に取り組み、「最善の実践、管理、および運用」を確実なものにしようとしている。本ワークショップによって期待される成果を次に記す。

- 本ワークショップの参加者に対話型セッションを提供し、実験動物を用いた現在進行中の研究プロジェクトの承認後モニタリング（post-approval monitoring: PAM）に関する模擬的な成果基準を作成すること。その結果、成果基準の開発および実施に関わるプロセスをより深く理解することができること。
- 本ワークショップの聴衆に成果基準を共有するための方法について討論する機会を提供すること。
- 報告者が作成する本ワークショップにおける講演および討論の要旨を提供すること。

本円卓会議の責任者であるLida Anestidou（全米科学・工学・医学アカデミー上級プログラムオフィサー）は、会議冒頭において、本円卓会議が設立されて1年半が経過したが、今回のワークショップは第3回目のワークショップであると述べた。2014年6月には、「動物または動物モデルを用いた研究の再現性」に関するワークショップ、そして2014年9月には、「実験動物の輸送」に関するワークショップが開催された。これらの2回のワークショップの要旨は、出版される予定である。後者のワークショップの要旨の一部分として、輸送の際のチェックリストも作成される予定であるとAnestidouは説明した。

つづいて、本ワークショップの企画委員会共同委員長であるDavid Kurtz（米国国立環境保健科学研究所獣医専門研究員）は、成果基準というものはすべての過程に適応することができる万能の基準ではないと説明した。Kurtzは、本ワークショップの出席者がそれぞれの機関における成果基準の開発方法および

第1章 緒言

実施方法についてより深く理解したうえで、それぞれの所属機関に帰っていただくことを希望すると述べた。

本要旨の構成

　本ワークショップ（議題は補遺Aに示されている）は、全米科学・工学・医学アカデミーの手続きに従って、独立した特別企画委員会によって組織された。企画委員会は、次に記す委員によって構成された。共同委員長であるDavid KurtzおよびPatricia Turner（カナダグエルフ大学オンタリオ獣医学部病理生物学教授兼実験動物学プログラムリーダー）ならびにDavid Anderson（ワシントン大学健康科学部門長）、Janet Garber（民間コンサルタント）、Andrew Grady（ミシシッピ大学メディカルセンター動物実験施設長）、Donna Mathews Jarrell（マサチューセッツ総合病院比較医学センター選任獣医師）、Guy Mulder（チャールスリバー社（CRL）獣医専門サービス部門長）、Randall Nelson（テネシー大学保健科学センター解剖・神経生物学教授兼研究副部門長）、およびMary Ann Vasbinder（グラクソ・スミスクライン社（GSK）3Rsおよび動物実験教育プログラムに関する企業責任部門長）である。

　本書は、本ワークショップにおいて実際に行われた講演および討論をまとめたものである。第2章には、実験動物の人道的なケアおよび使用のための成果基準の概要が示されている。第3章には、成果基準の開発、実施、および評価に関して、4つの規制当局からの見解が述べられている。第4章には、成果基準の開発、実施、および評価過程に関して、さまざまな末端ユーザーからの見解が記載されている。第5章には、成果基準の開発および実施における詳細ステップがまとめられており、また各機関がどのようにして新たな成果基準を策定したかについて、いくつかの例が示されている。第6章には、分科会における討論の結果が記載されている。それぞれの分科会においては、現在進行中の実験動物を用いた研究プロジェクトのための承認後のモニタリング（PAM）に関する模擬的な成果基準が策定された。第7章には、成果基準を策定することにより、無駄を省き、効率よく動物実験を実施することができることが詳述されている。また、どのようにして、科学界や一般社会が容認することができる成果基準を共有することができるかということも記載されている。第8章には、本ワークショップにおいて伝えられたいくつかの声明の簡単な要約が記されている。

全米科学・工学・医学アカデミーの方針に従って、本ワークショップは、成果基準の必要性や今後の方向性に関して、いかなる結論または勧告を定めることも目的とはしていない。それよりむしろ、講演者や討論参加者によって指摘された問題点に焦点を合わせている。さらに、企画委員会の役割は、本ワークショップを企画することのみに限定した。本書は、本ワークショップの報告者であるJoe AlperおよびLida Anestidouによって作成されたものであり、その内容は、本ワークショップにおいて実際に行われた講演や討論の事実にもとづいたまとめである。

2

実験動物の人道的なケアおよび
使用のための成果基準の概要[1]

　本ワークショップの企画委員会共同委員長である Patricia Turner（カナダグエルフ大学オンタリオ獣医学部病理生物学教授兼実験動物学プログラムリーダー）は、まず「実験動物の管理と使用に関する指針」（「指針」）第 8 版を作成した委員会がどのようにして成果基準というトピックに取り組んだかについて概説した。Turner は、2011 年に発行された「指針」第 8 版は決して百科事典となることを目指してはいなかったし、あるいは単独で利用される参考文献となることさえ目指してはいなかったことを強調した。「そうではなく、それぞれの施設において、最善のケアおよび使用の実践を開発するために、他の情報と一体となって利用されるべき道具のひとつにすぎない」と彼女は説明した。

　最新の「指針」においては、3 つの R ―代替、削減、および洗練（Russell & Burch, 1959）、動物を用いた研究の完全性を確かなものにするためには動物のウエルビーイングが重要であること、ならびに実験動物に人道的なケアを提供することは研究者および機関の責任であることが強調されている。文書としての「指針」は、各機関が研究において使用される動物の包括的なケアに関する指針や規範を策定するための出発点であることを意図して作成された。この指針や規範の策定の過程には、実験技術者、実験動物飼育者、ならびに日常的に動物や研究グループと密接に仕事を行う獣医師のみならず、機関および動物実験委員会の協力が必要であろう。他方、たとえば費用対効果のような重要な概念については、それのみを分離して考慮することはできないであろう。さらに、Turner は付け加えていった、「『指針』はまた、研究者が科学的な厳密さをもっ

---

[1] 本章は Patricia Turner の発表にもとづいており、ここに記載されている発言は、全米科学・工学・医学アカデミーによって支持または検証されていることを意味するものではない。

て研究を計画し、そして実施する助けになることも目指している」と。

　成果基準の概念は、1996年に発行された「指針」第7版において初めて記載された。「指針」第7版には、成果基準とは、各機関が柔軟性をもって、それぞれの機関における研究の要件に合わせて、動物のケアと使用に関するプログラムを作成することと記載されており、そのような柔軟性の意味するところ、および各機関が成果基準を遂行するための方法に関しては、（「指針」は）最低限の助言を与えるものであると示されている。2008年に「指針」第8版へ向けた改訂作業が始まったときには、研究者たちは、すでに多くの新しい情報を得ていたし、また実験動物のケアおよび使用に関して容認することができる多くの実践例も生み出されていた。その結果、「指針」第8版を作成した委員会は、成果基準を重要な要素として「指針」のなかに含めるという作業に責任を負うこととなった。完成した220ページから成る「指針」第8版は、どのようにして成果基準を遂行するかということに関する実例、参考文献、ならびにその他の情報を提供している。

　「指針」第8版における数値基準（engineering standard）とは、最善の動物ケアの方法に関する最低限の基準または出発点を提供することを意図している、とTurnerは説明した。数値基準を重視することによって、研究コミュニティおよび実験動物コミュニティにとってきわめて大きな責務が負荷され、両コミュニティは、数値基準とともに成果基準を開発し、実施することとなった。その過程は、かならずしも容易ではなかったとTurnerは述べた。「各機関における柔軟性は認めているものの、成果基準型のアプローチにおいては、何が可能であるのか、どのようにして実施するのかについて判断するためには、豊富な経験にもとづいた成熟した見解が必要である。そのためには、各機関における動物のケアと使用に関するプログラムのシステムや手続きの知識が必要であり、また慎重な研究や協議なども必要であるかもしれない」とTurnerは語った。「さらに、注意深い計画が必要であり、成果基準がどのように遂行されているかについてリアルタイムで批判的に評価し、そして本当に動物のケアと使用に関するプログラムや動物のためになっているのかを評価することも必要なのである」。

　成果基準を開発し、実施するという課題に取り組むということは、なかなか思いどおりに進まない作業である。「指針」第8版が出版された後は、「いったいどうしたらよいのでしょうか」という多くの質問が寄せられた。苛立った機関のなかには、もとの数値基準に戻った機関もあった、とTurnerは述べた。

第2章　実験動物の人道的なケアおよび使用のための成果基準の概要

なぜなら、動物、機関、あるいは特定の研究の要件により適した代替手順を探索したり開発したりすることに比べ、規定されているとおりのことを実施するほうが容易であると思われたからである。

つぎにTurnerは、数値基準（engineering standard）、成果基準（performance standard）、および実践基準（practice standard）について定義づけを行った。

- 数値基準とは、望む結果を達成するための方法、技術、または技巧を詳細に記述した基準や指針をいう。数値基準においては、容認することができる代替法があっても、当該基準を変更することは認められていないし、また数値基準は、規範的な性格を有しているので、その実施過程においては柔軟性が限られている。数値基準は、最低限の基準を定める場合に有用である。
- 成果基準とは、望む結果は記載されているものの、当該結果を達成する過程において柔軟性を認めている基準や指針をいう。成果基準を開発するときには、望む結果を明確にすることが必須であり、さらに成果の達成を証明するために、成果基準の実践が適切であることを定期的に監視することも必要である。
- 科学文献やその他の信頼できる情報源がない場合においては、時間と経験によって、動物のケアおよびウエルビーイングにとって有益であること、または動物のケアおよびウエルビーイングを増進することが示されている処置過程であると専門家が判断することが実践基準となる。

成果基準は、実験動物学に特有のものではない。たとえば、銀行取引、航空機の飛行経路、あるいは治安などの分野においてもしばしば利用されている。Turnerによると、それらに共通していることは、ひとたび開発、実施されたあとでも、決して固定化されたものではないということである。理想的には、数値基準と成果基準のバランスをとるべきである。すなわち、最善の実施、管理、および運営のための目標を設定し、かつ柔軟性および専門家による判断を認めるのである。実践基準は、時間をかけて発展してきたものであり、現在では容認され、広く利用されている基準である。実践基準によって、幅広い知識、技能、および考え方を取り入れて、動物のケアおよび使用において、どのようなアプローチが容認されるのか、あるいは容認されないのかを明らかにするための手がかりが得られる。獣医学領域における実践基準の例として、たとえば、身体検査において、体温、脈拍、および呼吸を検査すること、適切な診療記録

を作成・保管すること、あるいは患畜を臨床試験に付す場合においては、畜主からインフォームド・コンセントを得ることなどを挙げることができる。

ときには、成果基準を開発するのが困難である場合もあるものの、成果基準を利用することについては、2つの正当な理由が考えられる、とTurnerはいう。ひとつは、各機関は、相当な柔軟性をもって、新しい情報に対応して、実践処置を変更したり、改正したりすることができる。もうひとつは、成果基準を利用することによって、機関の規則や規範を改正することなく、実践処置を適時に変更することができる。さらに、成果基準においては、望む結果が明確になるばかりでなく、数値基準によって確立した基準値に合わせることの重要性とのバランスをとることもできるようになる。そのためには、柔軟性をもって対応することが必要であることをTurnerは強調した。

適切な成果基準においては、Turnerの言葉を借りると、「適切な言葉」が使われている。とくに、"must"（「ねばならない」）、"should"（「すべきである」）、および"may"（「したほうがよい」）が適切に使われている。これらの用語は、「指針」においてもしばしば使われている。Turnerの説明によると、"must"とは、「指針」改訂委員会が必須であると考えている活動、ならびにそれぞれの施設が強制的に従わなければならない義務または要件をいう。"should"とは、目的を達成するために必要な強い勧告をいう。ただし、それぞれの施設の状況に応じて、代替法を採用することの正当性も認められる。"may"とは、考慮すべき提案をいう。Turnerは、成果基準を開発するときは、すべてを"must"にしたいと考えたくなるが、極端に走らないことが重要であると述べた。「すべての場合において、ある基準を達成することができそうもないときには、その施設は破綻することになるのである。『われわれは、動物の福祉および安全を確かなものにしたり、増進させたりするために、あらゆる場合において、ある基準を実施することが絶対的に必要なのだろうか』と自問しなければならない」とTurnerはいう。さらに付け加えて、"should"や"may"が時間とともに、基準となることもあり得ると語った。その一例として、社会的な飼育（群飼）を挙げた。「指針」には、社会的な飼育は"should"の範疇に属する項目であると記載されているものの、現在では、多くの機関の成果基準において、"must"になっている。

成果基準は、それぞれの機関がある特定のアプローチをモニタリング、評価、ならびに認証することによって、実験動物のケアと使用に関する基準の変更をもたらすことがあり得る。このような目的のために、Turnerは、成果基準の

第2章　実験動物の人道的なケアおよび使用のための成果基準の概要

変更を共有することの重要性を強調した。そのためには、成果基準の変更を学会や査読のある学術雑誌において発表することが必要である。発表によって、研究の信頼性は増大し、他の機関においても、それぞれの成果基準の変更を正当化することができるようになるとTurnerは付け加えた。そしてさらに、そのような成果基準の変更を、他の状況へも応用するためのよい例となるであろう。このような進展は、研究者や機関の責任者を苛立たせるかもしれない。なぜなら、彼らは足元の地盤がたえず動いていると感じるかもしれないからである。しかし結局のところ、成果基準の変更は、新たな知識や期待を反映しているのであり、そして研究に使用される動物のケアのレベルを押し上げるものなのである。

つぎにTurnerは、成果基準に関して、「指針」改訂委員会がどのようにしていくつかの提言を作成したかについて説明をした。はじめに、温度について考察した。「指針」の表には、多くの動物種について、マクロ環境の推奨乾球温度が示されている。表に記載されている温度を数値基準として見るのは簡単なことであるが、「指針」改訂委員会が意図したことを十分に理解するためには、表の数字のみならず、表の下に記載されている文章の内容を合わせて理解することが重要である、とTurnerは述べた。たとえばげっ歯類に関しては、「指針」には、動物飼育室の乾球温度は、高温ストレスを避けるために、動物の下限臨界温度以下に設定すべきであり、行動学的に体温調節をすることができるような適切な資材（たとえば、巣材）を動物に提供すべきであり、そして設定温度からの変動を最小にすべきであることがさらに推奨されている。「指針」にはまた、さらに配慮を要する状況が示されている。たとえば、動物が外科的処置から回復しているとき、あるいは新生子や無毛のげっ歯類を飼育しているときなどである。

つぎに、社会的な飼育に関して説明がなされた。「指針」には、すべての動物は、当該動物の物理的、生理学的、および行動学的要件を満たすために必要十分なスペースならびに補助的な構造物および資材を提供することができるような条件において飼育すべきであると記載されている。社会性のある動物種を個別飼育することは例外的な措置であり、そのような例外措置は、実験の要件または動物のウエルビーイングに対する獣医学的懸念にもとづいて正当化しなければならない。この成果基準は、各施設が当該動物種に特有の社会的行動（たとえば、社会的な優劣や攻撃性などを含む）について理解していなければならないことを示している。また、動物実験委員会および獣医師は、個別飼育を伴う動

物実験計画はすべて、定期的に厳格に審査しなければならないということも意味している。

　この成果基準に対応して、各機関はある種の動物を社会的に飼育する（群飼育する）ことができるか否かについて再検討しなければならなくなった。たとえば、ウサギやさまざまな系統の雄マウスなどである。ある研究によると、BALB/cマウスは、ほとんど攻撃行動を起こさずに、同性の群を長期間にわたって飼育することが可能であることが示されている。ただし、その場合においても、そのような群は5～6週齢までに確立しなければならないし、また十分な環境資材を提供しなければならない。現時点においては、多くの機関が研究の場において実験用ウサギをペアまたは群で飼育すべきか否か、あるいはどのようにして実験用ウサギをペアまたは群で飼育すべきかについて検討を続けているとTurnerは述べた。「このウサギの群飼育は、社会的な飼育に関するわれわれの知識において、現在も継続、発展している。各機関は、成果基準を採用せずに、この実施過程をさらに深く検討することはできないであろう」とTurnerは語った。

　他の成果基準として、環境エンリッチメントプログラムに焦点を合わせた。「指針」には、環境エンリッチメントに関しては、当該環境エンリッチメントが動物のウエルビーイングに役立っていること、そして実施する実験の目的と調和していることを確証するために、動物実験委員会、研究者、および獣医師によって定期的に検討すべきであると記載されている。成果基準に従えば、動物のケアおよび飼育管理に携わるスタッフは、当該動物種の行動生物学に関する教育・訓練を受けるべきである。そして、そのようなスタッフは、エンリッチメントの効果を適切に監視し、有害なまたは異常な行動の発現に注意しなければならない。さらに成果基準においては、資材やエンリッチメントを提供することの意義と研究の科学的な目的を達成することを支援することのバランスをとることが必要である。そのためには、それぞれの研究プロジェクトをしっかりと理解することが必要になるとTurnerは述べた。また成果基準においては、エンリッチメントは、それぞれの研究において、適切にコントロールすべき独立変数であるととらえるべきである。

　Turnerは、ケージやペンのスペースに関する成果基準について、研究コミュニティからきわめて多くのコメントや関心が寄せられたと述べた。「指針」には、「少なくとも、囲いの壁や天井に触れることなく、動物が自然な姿勢をとったり、姿勢を調整したり、向きを変えることができ、そしていつでも飼料や飲水

第 2 章　実験動物の人道的なケアおよび使用のための成果基準の概要

を摂取したりすることができるような空間でなければならない。さらに、尿や糞便で汚れた区域から離れて、快適に休息することができるような飼育スペースを提供しなければならない」、そして「ケージの高さを決定するにあたっては、動物の典型的な姿勢を考慮し、また動物が給餌器や給水装置などの構造物から適切な空間距離を維持できるようにする」と記載されている。さらに、「新生子を哺育している母親動物には、母親動物と子動物に有害な影響を及ぼすことなく、子動物が離乳期まで成長することができるよう十分な広さのスペースを提供すべきである」と。このような成果基準が示しているように、動物が必要とするスペースについての検討は複雑である。したがって、動物の飼育スペースに関しては、動物実験委員会が動物の健康状態、繁殖、成長、活動、および行動などの成果達成指標にもとづいて評価、検討し、そして必要に応じて、変更することが必要である。たとえば、「指針」第 8 版には、哺育中の雌げっ歯類が必要とする最小限の推奨スペースが記載されている。これらの数値は、現在いくつかの繁殖プログラムにおいて使われている実践基準にもとづいている。これらの数値は、出発点としての役割を果すことを意図している。これらの数値をもとに、さらに他のパラメータ、たとえば、親動物の匹数、子動物の匹数、ケージ交換の頻度、および子動物の齢などを考慮しながら、繁殖群が必要とするスペースについて検討すべきである。

　新たな成果基準を確立したときは、それを検証することが必要である。成果基準の開発にあたっては、動物の健康やウエルビーイングを犠牲にしてはならないし、また実施しようとしている研究の目的を妨げるものであってはならないと Turner は語った。さらに続けて、「指針」の原則は、研究において使用されるすべての動物（魚類や頭足類を含む）への倫理的アプローチを提供することなのであると述べた。しかし、魚類には 30,000 以上もの種が存在するので、「指針」にすべての魚類の種について十分に詳細な記載をすることは不可能である。

　Turner は結論として、よい成果基準とは、次の要件を満たすものであることを強調した。
- 科学的な目的を支持すること
- 動物の健康および福祉を支持すること
- 事前に達成目標を定めること、そしてそれらの達成目標を評価する基準を示すこと
- うまく達成されているか定期的にモニタリングすること

「指針」第 8 版は、実験動物のケアおよびウエルビーイングを増進するために、適切な成果基準を開発し、実施することに大きく依存している指針である。このようなアプローチによって、各機関は迅速かつ適時に行動をとることができるようになると Turner は説明した。それと同時に、新たな成果基準が以前の成果基準や数値基準にくらべて同等またはより優れているかについて、厳格に検証することが求められる。

3

規制当局ならびに監督機関の観点

　本ワークショップの最初のパネル会議においては、動物福祉を規制している4つの部局の代表者が講演を行った。Susan Silk（米国国立保健研究所（NIH）実験動物福祉局（OLAW）規範および教育部門長）および Carol Clarke（米国農務省（USDA）動植物衛生検査部門（APHIS）の研究プログラム部門長）は、それぞれ、成果基準に関する NIH および USDA の見解を述べた。Gilly Griffin（カナダ動物ケア協会の基準部門長）は、成果基準に関するカナダの見解を説明した。そして、Judy MacArthur Clark（英国内務省の実験動物規制部門長）は成果基準に関する英国の見解を、欧州における規制システムとの関連において話した。上記4名の発表の後、David Kurtz（本ワークショップの企画委員会共同委員長）が司会進行を務め、公開討論が行われた。

米国国立保健研究所（NIH）の見解[1]

　米国国立保健研究所（NIH）実験動物福祉局（OLAW）は、「公衆衛生局（Public Health Service（PHS））の実験動物の人道的なケアおよび使用に関する規範」（PHS, 2015）にもとづいて、実験動物の福祉を監督している、と Susan Silk は説明した。PHS の規範は、1985 年に初めて発行され、直近では、2015 年に改定された。2015 年版の PHS の規範には、「指針」第 8 版が引用されている。PHS の規範は、連邦政府の機関が発行する資料に法的効力を付与するための道具であり、規制の目的のために、新たに一連の技術的な基準を策定することを

---

[1] 本章は Susan Silk の発表にもとづいており、ここに記載されている発言は、全米科学・工学・医学アカデミーによって支持または検証されていることを意味するものではない。

目指しているのではない。「指針」は、医学生物学における動物のケアと使用プログラムに関する最善の実施基準を提供するものであるので、PHS の規範においては、PHS が研究費を提供する機関（NIH が研究費を提供する機関を含む）が「指針」にもとづいて、それぞれの機関における動物のケアと使用に関するプログラムを策定することが要求されている。

「指針」に関する OLAW の解釈は、動物のケアと使用に関する品質のよいプログラムを運営するための出発点となる指針であるということである。PHS のモニタリングシステムは、自主的モニタリング、自主管理、および自己報告にもとづいていると Silk は説明した。なぜなら、NIH は科学機関であり、規制当局ではないからである。このような下から上へのアプローチは、1985 年に議会によって確立したシステムであり、法令順守とケアの文化の発展を支えている。1985 年に策定された「試験、研究、および教育において利用される脊椎動物の使用およびケアに関する米国政府の原則」U. S. Government Principles for the Utilization and Care of Vertebrate Animals Used in Testing, Research, and Training (IRAC, 1985) およびそれに添付されている報告書には、PHS の研究費を受けて実施される動物実験の監督を各機関の動物実験委員会に委ねるとする OLAW の姿勢を認める議会の立場が記載されていると Silk は述べた。

PHS の最初の規範および指針は、「指針」第 6 版を直接引用して作成された。PHS の規範および「指針」は、その後、26 年間にわたる動物実験コミュニティにおける協働、文献によって支持された注意深い研究、ならびに情報の共有によって発展を続けてきたと Silk は語った。たとえば 1997 年には、「指針」第 7 版の発行を受けて、動物福祉における成果基準に関するシンポジウムが開催された。そのシンポジウムにおいては、成果基準の実施にあたっては、結果を評価する方法を定めることが必要であることが勧告されたが、今日においても、そのような評価方法の開発は進められている。

2007 年、ILAR の評議員会は、「指針」の改訂が必要であることを決議し、NIH に 1 通の書簡を送付した。その書簡には、「指針」に通奏している成果基準は、改訂版にもそのまま残すこと、あるいはさらに発展させるべきことが記されていた。その結果、NIH およびその他の機関は、ILAR が「指針」を改訂するための基金を提供した。「指針」改訂委員会は、「指針」改訂専門家委員会に対して、次のような使命表明を発出した。すなわち、「科学的に立証されるならば、1996 年版の『指針』に記載されている助言や勧告は、新たな科学的根拠を反映するよう書き換えるべきであるが、同時に 1996 年版『指針』に記

第3章　規制当局ならびに監督機関の観点

載されている成果基準も維持すべきである」。NIH は、「指針」改訂作業には関与しなかったものの、「指針」第8版出版後約1年を経て、PHS 規範順守に関する「動物福祉保証書」を提出しているすべての機関は、「指針」第8版の規定に従うべきであることを示した。

　「指針」は運営マニュアルではない、と Silk は説明した。そうではなく、「指針」は、「善意にもとづいて、全米科学・工学・医学アカデミーおよび ILAR の指導のもとに、どの所属機関にも偏らない科学的完全性に資するために」専門家の見識を集めたものなのである。Silk は、連邦政府機関が成果基準を強く支持することに関する誤解を明らかにした。「成果基準は、PHS が動物のケアと使用に関するプログラムを監督する際の基盤のなかでも最も重要な要素だ。そして OLAW は、このような使命を支持する。われわれは、各機関における動物実験委員会が動物の人道的なケアと使用を確かなものにするというそれぞれの機関における責務を遂行することを期待する。動物実験委員会が各機関における動物のケアと使用に関するプログラムをモニタリングする際に成果基準を利用することによって、質のよい科学研究を推進すべきである」と Silk は述べた。このような方針は、OLAW のウェブサイト (http://grants.nih.gov/grants/olaw/positionstatement_guide.htm#performance) に掲載されている。

　OLAW は、PHS 規範順守に関する「動物福祉保証書」を提出しているすべての機関が成果基準を実施することを期待する。そのためには、さまざまな専門家の協力を仰いで、達成目標にもとづいた成果基準を開発すべきである。そのような成果基準は、動物のケアおよび使用に関するプログラムの質を向上させることであろう。また、動物に対する人道的なケアを提供する質のよいプログラムを維持するために必要な規範や実践基準を開発するにあたっては、専門家の判断および経験を適用すべきである。「指針」第8版は、成果基準を支持していると Silk はいった。成果基準は、すでに多くのプログラムにおいて利用されている。したがって OLAW は、「指針」第8版の発行に伴って、動物のケアおよび使用に関するプログラムに大規模な修正を施す必要がある機関はほとんどないと考えている。成果基準の要件を満たしていない機関は、「指針」の規定を実施するための妥当な計画および日程を定めるために1年間の猶予期間が与えられた。OLAW は、研究コミュニティが適切な成果基準の考え方に関する理解を得やすくするために、そして研究コミュニティに所属する人たちがもっているさまざまな懸念に取り組むために、複数回のウェビナー（オンラインセミナー）を開催してきた。OLAW は、ウェブサイト上において、こ

れらのウェビナーをアップロードしている (http://grants.nih.gov/grants/olaw/educational_resources.htm)。またさらに、これらのウェビナーにおいて提出されたコメントや質問をまとめている段階である。ウェブサイトには、研究コミュニティから提出された重要な問題点に関する一般的な質問（FAQ）も掲載されている。たとえば、どのようにして動物の住居の適切性を評価するのか、または動物の住居のための成果基準をどのようにして開発するのかなどの質問である。

米国農務省（USDA）の見解[2]

　動物福祉関連法規（Animal Welfare Regulations）のもとでは、成果基準および数値基準の両基準を採用している。なぜなら、動物福祉の目的を達成するための方法はひとつだけではないからである、と Carol Clarke は説明した。たとえば、動物福祉関連法規においては、動物実験委員会は、半年に一度、動物のケアおよび使用に関するプログラムを調査し、かつ動物施設を査察することが要求されている。これは、規範的な数値基準型のアプローチであり、特別な状況を配慮した例外は認められない。しかし、動物福祉関連法規のもとでは、このような評価を実施するための最善の方法の決定に関しては、動物実験委員会の裁量を認めている。明確な目的は、柔軟性のある成果基準を利用して、調査を実施することなのである。

　動物の住居についても、数値基準がそれぞれの動物種の最低限のスペース要件を規定している。しかし、動物福祉関連法規のもとでは、仮に最低限のスペース要件を満たしていなくとも、当該動物種に特有の行動をとることができるのに十分なスペースを提供することができるような革新的なケージを開発することを認めている。このように、当該動物種に特有の行動をとることができるようなケージの開発は、柔軟性をもった成果基準型のアプローチなのである。

　Clarke は、動物福祉関連法規において使われている 2 つの重要な表現を指摘した。ひとつは、「確立された獣医学的および医学的処置に従って」という表現であり、もうひとつは、「現在容認されている専門家の基準」という表現である。なぜなら、そのような処置や基準は進展していくからである。たとえば 1980 年代においては、動物は外科的処置の後に、かならずしも術後の鎮痛処

---

[2] 本章は Carol Clarke の発表にもとづいており、ここに記載されている発言は、全米科学・工学・医学アカデミーによって支持または検証されていることを意味するものではない。

第3章　規制当局ならびに監督機関の観点

置を施されていなかった。しかし現在においては、このような鎮痛処置は、必須の獣医学的処置である。かつては、ヒト以外の霊長類の心理学的ウエルビーイングを促進させるためには、玩具が中心的な役割を果していた。しかし現在では、革新的な社会的住居の提供や行動のモニタリングなどを行わなければならない。このような進展は重要であるとClarkeは述べた。なぜなら、そのような進展は、関連法規の順守に直接影響するからである。

つぎにClarkeは、動物福祉関連法規に関する誤解のいくつかを解消した。関係者のなかには、動物福祉関連法規は、具体的な数値基準にもとづいており、成果基準は採用していないと考えている者がいる。そのような考えは誤解であるということを示すために、Clarkeは、次のような例を示した。げっ歯類以外の動物に外科学処置を施す場合は、外科的処置専用の施設において、無菌的に実施しなければならないことが要求されている。しかしある施設は、専用の外科処置室を新たに設置することはできないので、専用の外科処置室の代わりに可動式のラミナーフロー・フードを用いて外科処置を実施することが可能か否かUSDAに問い合わせてきた。検討の結果、USDAは、ラミナーフロー・フードが清浄かつ無菌的な専用外科処置装置であることを裁定し、この要求を承認した。

Clarkeは、もうひとつの例として、ハダカデバネズミの例を挙げた。ハダカデバネズミに関しては、種特異的な基準は作成されていない。ハダカデバネズミは、真社会性動物であり、地面の中にコロニーをつくって生活する。アリと同じように、カースト的な階級社会をつくる。USDAは、自然におけるハダカデバネズミの地中の状態を模して作られた網状のプラスチックパイプは、動物福祉関連法規に記載されている要件「動物の住居は、当該動物が正常の社会的行動をとることができる構造でなければならない」を満たしていると裁定した。

USDAの査察官の役割は、各施設が動物福祉関連法規を順守することを確かなものにすることであるとClarkeは説明した。査察官は、法令を順守する方法が一つではないことを理解している。なぜなら、法令は元来、柔軟性のあるものであり、施設ごとの違いを認めているからである。査察官は、動植物衛生検査部門（APHIS）における専門知識をはじめ、米国実験動物医学協会（ACLAM）や米国動物福祉学会（ACAW）専門医としての専門知識、あるいはその他の分野における専門家としての専門知識を活用することができる。また査察官は、他の文献や基準、たとえば「指針」や動物種に特異的な出版物なども活用する。すべての関係者は、オンラインでAPHIS関係者のウェブページに参加して、

今後さらに最新の情報や通知を得るよう努めていただきたいとClarkeは強調した。

カナダの見解[3]

　カナダ動物ケア協会（CCAC）は、1968年に設立された機関であり、カナダにおける倫理的な動物実験を監督している、とGilly Griffinは説明した。CCACは、法的拘束力をもたない機関であり、カナダ人のために専門家集団として活動している。そのプログラムのあらゆる面において、一般市民が関わっている。たとえば、CCACの評議員会や動物ケア委員会（米国の動物実験委員会（IACUC）に相当する）に一般市民が参画している。CCACのプログラムはユニークであるとGriffinはいう。なぜなら、CCACは、その評価・認証プログラムをとおして、基準を策定し、維持しているからである。評価プログラムと認証プログラムは強くリンクしているので、CCACは新しい研究成果を取り入れて、新たな基準を作成することができるシステムをつくり出しているとGriffinは述べた。さらに、それらの新しい研究成果は、ひろく研究コミュニティに発信することができるのである。

　指針文書に対するカナダのアプローチは、モジュール（訳注：小さなテーマごとに区分した単位）や章ごとに作成するという方法である。そうすることにより、分厚い文書にくらべて、より定期的に改訂することができるのである。モジュールは、CCACの基準委員会の監督のもと、専門小委員会によって作成される（図3-1）。関連する科学的根拠を調べた後に、専門小委員会は、新しい指針の素案を作成する。さらに、いくつかの検討過程を経て、複数の草稿がCCACのウェブサイトに掲載され、パブリックコメントを求める。その後、CCACが最終的な検討を行う。これらのそれぞれの過程において、CCACの基準委員会は、調整役を果す。すなわち、新しい指針（案）を検討して、他のCCACの指針と齟齬がないよう調整している。最終的には、CCACの理事会によって承認され、出版される。このようなプロセスは時間のかかる作業であるが、このようなプロセスを経て、一般社会の容認が得られるのである、とGriffinは語った。

---

[3] 本章はGilly Griffinの発表にもとづいており、ここに記載されている発言は、全米科学・工学・医学アカデミーによって支持または検証されていることを意味するものではない。

第3章 規制当局ならびに監督機関の観点

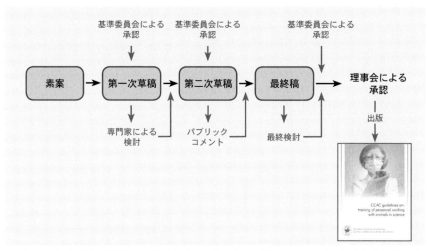

図3-1　カナダの動物福祉指針の作成プロセス（Griffinのスライド5より引用）

　一般社会の容認を得ることは重要である。なぜなら、指針は複数の人たちのために書かれているからである。たとえば、

- 実験実施者：動物実験計画書を書く。使用する動物がどのように管理されるかを知ることを望んでいる。
- 動物実験委員会委員：動物実験計画書の審査を行う。CCACの指針および規範を順守していることを確認する。
- 獣医師および動物飼育管理スタッフ：動物の健康およびウエルビーイングを維持する。
- 評価委員：訪問調査のときに指針を基準として使用する。指針にもとづいて勧告をする。

　「指針」と同様に、カナダの指針においても、"must"（「ねばならない」）および"should"（「すべきである」）という用語が使われている。"must"とは、必須条件を意味し、"should"とは、義務を意味する。"should"に記載されている条件から外れる場合においては、その正当性を確固とした科学的根拠にもとづいて明確にし、かつその根拠は動物実験委員会によって承認されなければならない。カナダの指針は、よりよい指針を求めて、対話型の過程を経て発展してきたとGriffinは述べた。カナダの指針は、各機関が最善の実践を開発

するための枠組みとなるものである。カナダにおける機関の支援資料として、CCAC は 3Rs に関するマイクロサイト（訳注：ホームページとは別の URL に作成する小さいウェブサイト）を立ち上げた。そのマイクロサイトにおいては、最善の実践に関する文書を公開している。CCAC は、これらの最善の実践が出版され、時間をかけて検証されることを期待している。そして、その結果が関連指針の次の改訂のためのよりどころとなることを期待する。

　CCAC の評価委員会は、科学者、獣医師、および地域社会の代表者から成る。この委員会は、成果基準の評価に関する責任を負う。評価委員会は、査察団の機能を果すのではなく、むしろ学習を促進して、最善の実践を共有するための媒介者なのである、と Griffin は説明した。訪問調査をした後には、委員会は報告書を作成して、CCAC の指針や規範にもとづいて勧告を行う。CCAC は、成果基準型のアプローチをとるので、その評価は、評価委員の経験や幅広い専門知識に大きく依存している。

　CCAC が成果基準型のアプローチをとることを示した歴史的な例として、Griffin は次のような例を挙げた。CCAC の指針は、一般的に、成果基準およびより具体的な要件を混ぜ合わせたものである。たとえば、研究、教育、および試験における家畜のケアおよび使用に関する指針においては成果基準が示されており、床には乾燥した快適な素材を提供し、動物が滑ることなく、正常な行動をとったり、姿勢を変えたり、横たわったりすることができるようにすべきであり、さらに受傷しないような素材を使用すべきであると記載されている。この成果基準には、具体的な床材については記載されていない。なぜなら、各機関がそれぞれの状況や実際に使用している家畜小屋のタイプに応じて、素材を選択することができるようにしているのである。しかし指針には、乳牛のストール（訳注：仕切られた小区画）については、具体的な要件が記載されており、1 区画のストールにおいては、複数の乳牛を飼養してはならないと規定されている。この規定は、乳牛は横たわることができれば、膝の傷害や跛行が減少し、また同時に、乳量が増加するという科学的根拠にもとづいている。

　その他の例として、科学において使用される動物の安楽死に関する CCAC の 2010 年の指針について説明した。この安楽死に関する指針には、10 項目の一般的原則が記載されているが、動物実験委員会がこの安楽死の指針に従って、新たな安楽死の方法を容認することも認めている。安楽死の指針には、実験動物のために容認することができる安楽死処置の方法についてまとめた図が示されている。その図には、上記 10 項目の一般原則を満たしている安楽死処置の

第3章 規制当局ならびに監督機関の観点

方法のみならず、条件付きで認められている6つの安楽死処置の方法も示されている。

最新のCCACの指針は、2015年3月に発行された。最新版の指針には、科学において使用される動物のために仕事をする職員の教育に関する項目が記載されているが、そこでは、成果基準が強調されている。指針においては、動物に関わる職員がすべて適切な知識、技術、およびそれぞれの業務に必要な能力を有していることを文書記録として保管することを各機関の責務として規定している。しかし指針には、どのようにして職員の教育を実施するか、あるいはどのようにして教育の記録を保管するかについては具体的に記載されていない。指針の付録として、CCACは、推奨するシラバス（教育概要）を提供している。そこには、各機関がどのような知識や技術について教育すべきかについて記載されている。

CCACのこれまでの経験では、指針にはしばしば補助資料、たとえば、研究者や動物実験委員会が各機関において飼養している特定の動物のための成果基準の実現手段を確立するための補助資料などが必要であることが多かった、とGriffinは述べた。たとえば、安楽死の指針に関しては、CCACは、異なる安楽死処置の方法が実験結果にどのような影響を及ぼすかという資料を提供した。そのような資料は、動物実験委員会が、安楽死処置の方法が研究の目的に及ぼす影響について批判的に調べるための資料として役立ってきた。職員の教育に関する最新の指針に関しては、CCACは、職員の能力をどのように評価して、どのように記録するかということに関する情報を提供することができるであろう。たとえば、各機関がそのまま利用することができるような雛形や各機関が独自の様式を作成するための参考となるような資料を提供することができるであろう。

英国および欧州の見解[4]

科学的目的のために使用する動物の保護に関する欧州連合（EU）の規則は、EU指令2010/63の付属文書Ⅲ（欧州議会 European Parliament、2010）に記載されており、EU指令には、EU加盟国が順守しなければならない基準が掲載

---

[4] 本章はJudy MacArthur Clarkの発表にもとづいており、ここに記載されている発言は、全米科学・工学・医学アカデミーによって支持または検証されていることを意味するものではない。

されている、と Judy MacArthur Clark は説明した。EU 指令には、付属文書 A（欧州評議会 Council of Europe、2006）として知られている文書にもとづいた EU 委員会の勧告 EU Commission recommendation が引用されている。EU 委員会の勧告は、あくまでも助言であり、法的拘束力はない。これらの 2 つの文書―付属文書Ⅲおよび付属文書 A ―は、MacArthur Clark および彼女のチームが EU の法規を英国の法規に適用する際に参考にすべき文書であった。その結果、付属文書Ⅲに従って、一連の強制基準が作成され、そして、付属文書 A にもとづいて、一連の助言が発出された。

英国の法律に関しては、いくつかの強制基準は、すべての動物種に適用される。一般的に、これらの強制基準は成果基準である。その他の基準には、動物種に特異的なものもあり、一般的にそのような基準は数値基準である。これらの強制基準は、「科学的目的のために繁殖、供給、または使用される動物の住居およびケアに関する規範 Code of Practice for the Housing and Care of Animals Bred, Supplied, or Used for Scientific Purposes」（以下、「英国の規範」）に公表されている。「英国の規範」のなかの（強制基準ではなく）助言に相当する部分は、おもに付属文書 A にもとづいている。しかし助言のなかには、いくつかの数値基準のみならず、どのようして成果基準を遂行するかということに関する情報も含まれている。

英国においては、数値基準とは、明確に測定することができるパラメータ（訳注:変数）をいい、ある適切な範囲の値が認められる。数値基準は、たとえば、ケージサイズ、温度範囲、明暗サイクル、飼料容器の大きさ、あるいは止まり木の長さなどに適用される。成果基準とは、達成目標にもとづいたパラメータをいう。MacArthur Clark は、成果基準の例を 2 つ挙げた。ひとつの例は、壁や床の表面は、激しい摩耗や破壊を受けにくい素材で作らなければならないということであり、もう一つの例は、超音波を含めて、騒音レベルは動物の福祉に悪影響を与えるものであってはならないということである。数値基準は、厳格な結論であり、それぞれの動物種にとっての福祉セーフティーネット（訳注:安全網）の性格が強い。歴史的には、数値基準は、順守モニタリングのモデルとして発展してきたが、一般的に、現在ではもはや、規制当局が法令順守に関して焦点を合わせている基準ではない。成果基準は、あらゆる機関やあらゆる実験が異なるという事実を反映している。そして成果基準のもとでは、そのような相違を調整するために柔軟性が必要であることを認めている。MacArthur Clark は、他の講演者が強調したことを繰り返した。どのようにして適切な動

第3章　規制当局ならびに監督機関の観点

物福祉が達成されるかについては、その方法はさまざまであるので、ひとつの方法を強制することは必須ではないと。

　成果基準に関する課題は、動物福祉において何が容認されるかについて合意を得ること、および誰が成果基準の達成目標を明確に規定するかということである、と MacArthur Clark は語った。たとえば、成長や繁殖を達成目標とすることも可能ではあるものの、成長や繁殖がかならずしも適切な動物福祉の指標とはならないこともあり得る。「われわれは頭を柔らかくして、どのようにして適切な動物福祉を評価するのかについて慎重に検討しなければならない」と MacArthur Clark は述べた。

　これまできわめて長いあいだにわたって、英国および欧州の規制当局は、動物福祉をどのようにしたら最も適切に評価することができるかについて検討する際に、さまざまな分野の関係者を巻き込んできたと MacArthur Clark はいった。たとえば、EU 加盟国それぞれに自国における最善の実践方法を提案させ、かつそのような考えを EU 内で共有してきたのである。欧州委員会によって運営されている国際専門家委員会は、成果基準についての理解を促進する支援を行っており、また英国の MacArthur Clark のチームは、勧告書および実施基準を作成している。このような勧告書や実施基準の必要性に関しては、しばしば正反対の意見が提出されることがあるが、さまざまな意見をもった人々に異なった意見を述べさせて、そのような文書の役割をよりよく理解することをとおして、広い支持を得ることのできる助言を作成することができるのである。

　動物ケアスタッフ、獣医師、ならびに査察官の意見はすべて同様に重要であると MacArthur Clark はいう。内務省の査察官は、施設の規模にもよるが、月単位またはそれよりも頻回に施設を査察する。査察官は、査察を実施するのみならず、成果基準における達成目標を共有するための助言も行う。目標達成のための方策および監視は、動物福祉倫理審査委員会 Animal Welfare and Ethical Review Boards（米国における IACUC と同等の委員会）によって提供される。指針は、容認されるものと容認されないものに関する理解を共有するのに役立つと MacArthur Clark は述べた。また指針は、実践基準を作成する柔軟性も認めている。他方、規制には柔軟性は認められておらず、規制は議会制定法にもとづいている。各機関に基準策定の権限を委譲することによって、各機関の自己改善が促進されるのである。

　正規分布曲線において、端の部分に存在する状況であっても、十分な妥当性のあり得る場合が存在することを内務省は認めている、と MacArthur Clark は

説明した。そのような観点から、成果基準の指針には、一般的に、ある特定の動物種に適していると考えられることが記載されているのみならず、動物福祉の基準が満たされているならば、例外的なことも認めている。また指針には、各動物種におけるエンリッチメント、温湿度範囲の推奨値、各動物種における住居の要件、特定の動物種における社会的要件（異なる性別や齢の動物の社会的要件を含む）、あるいは各動物種に特異的な栄養要件などに関する助言も記載されている。これらすべての項目に関して、根拠となる論文へのリンクが張られている。

「英国の規範」には、現時点において強制力のある数値基準および成果基準の両方が記載されており、また2017年1月から強制力が発効する基準も記載されている。さらに、強制力のない助言的な情報ならびにそれらの助言の根拠となる文献も掲載されている。「英国の規範」は2014年の末に公表されたが、それ以後、MacArthur Clarkのチームは、多くの教訓を学んできた。

- 強制力のない助言は、強制力のある達成目標へのアプローチ方法や将来への目標を定めるための指針として有用である。
- 利用者および規制当局ともに、これらの助言が柔軟性をもつということに満足しているようである。
- 各機関がそれぞれの決定や方策を正当化することがますます強調されてきている。
- 各機関は、成果基準をより好んでおり、数値基準は少ないほうがよいと考えている。
- 機器製造業者や動物福祉団体は、数値基準が多くなることを望んでいる。

規制当局は、上記教訓のバランスをとろうとしているとMacArthur Clarkは述べた。すなわち、動物にとって最善の効果を第一義とし、かつその他の関係者の観点も考慮するということである。最後にMacArthur Clarkはいった、「数値基準は、動物のために福祉セーフティーネットを提供するものであり、また一般市民を納得させるものである。他方、成果基準は、動物福祉を第一義に置く機会を提供しているのであると私は考えている」と。この両方の基準のバランスをとって、効果的なシステムをつくることが必要である。その際、指針は、最終的なシステムの必要不可欠な要素となる。なぜなら、指針によって、容認される実践の解釈や目標を共有することができるからである。

第3章　規制当局ならびに監督機関の観点　　　　　　　　　　　　　　　25

討　論

　はじめに、David Kurtz は、成果基準を確立する過程において経験した良い点と悪い点をどのようにして公表したらよいかについて、パネリストたちに訊ねた。Clarke は、研究者グループから、研究者たちがうまくいかなかった事例を議論し、情報を共有する非公式の場があると知らされたと答えた。この研究者たちは、このような情報を公式に発表したくないと考えている、と Clarke に語ったという。Clarke は、本円卓会議がそのような情報を共有するための公式の場になるとよいと述べた。そうすれば、一般の人たちを含めて、皆が悪い点を共有することについて考えることができるであろう。Patricia Turner は、ポジティブな（良い）結果であれ、ネガティブな（悪い）結果であれ、データのもつ重要な特性は、厳密な研究によってつくり出されなければならないということであると述べた。「われわれは、情報を共有するシステムをもたなければならない。しかしわれわれはまた、情報に対する一定の基準を設ける必要がある。ある研究が適切に実施されたのであれば、その結果がたとえ仮説と正反対であったとしても、その結果は、当該研究にとって最初の礎となる。そのような結果は、公表されるべきである」と Turner は語った。Griffin は、Turner のこのコメントに賛同した。

　OLAW は、すでに承認されている動物実験計画書に大規模変更を施す際に、科学コミュニティが新たな基準を開発することを支援している、と Silk は述べた。OLAW はまた、各機関がそれぞれの機関における実践基準に施した大規模な変更を動物実験委員会管理者協会 IACUC Administrators Association のウェブサイトに公表することも勧めている。MacArthur Clark は、悪い結果を共有すべきであるという Kurtz の考えに賛同した。そして MacArthur Clark は、研究者たちが自由にみずからの経験を交換し、同じ分野の人たちから意見を得ることができるシステムが必要であるといった。そのためには、たとえば、ウィキペディアのような環境ができるとよいであろう。

　ジョンズ・ホプキンス大学ブルームバーグ公衆衛生大学院の Paul Locke は、Turner に実践基準（practice standard）（訳注：p. 7 参照）の意味を明確に説明するよう訊ねた。Turner は、実践基準とは、各機関において容認されている処置方法であり、そのような処置方法は、当該機関が飼養している動物にとって適切な技術、処置、ならびに考え方にもとづいていなければならないと答えた。成果基準は、長い目で見れば、実験動物学における実践に役立つかもしれ

ないので、その結果、容認され得る実践基準となる可能性もある。

　次に Locke は、パネリスト全員に質問をした。科学コミュニティや一般市民の人たちをどのようにして、新しい成果基準について十分に議論させたり、検討させたり、あるいは評価させたりすることができるであろうかと。

　カナダにおいては、それは評価委員会によってなされると Griffin は説明した。評価委員会は、訪問調査を実施する機関と最善の実践を共有する。「われわれの評価は、基準を作成するための経験であり、各機関にとっては、評価委員に質問をしたり、評価委員から助言や説明を受けたりするよい機会である。他方、評価委員は、訪問調査の後、それぞれの機関に帰っていく」と Griffin は述べた。評価委員たちは、訪問調査は、訪問施設のみならず、自分たち自身にとってもきわめて有用な学習機会であった、と Griffin に語ったという。また、CCAC の 3Rs に関するマイクロサイト（訳注：p. 20 参照）は、最善の実践を公開、普及しているが、このサイトを維持するのは相当に資金と労力を要するという。

　MacArthur Clark は、誰もが利用することができる、情報を共有するためのアプローチはひとつではないと述べた。彼女が英国で経験している一つの障害は、共有しようとする情報のなかには、機密や守秘義務を伴うものがあるということである。そのような場合においては、研究者や機関が最善の実践を共有する雰囲気は生まれにくい。MacArthur Clark は、この 4 〜 5 年のあいだ、英国において、さらなる透明性を求める動きを経験してきた。しかしカナダとは異なり、現在、英国の査察官は、守秘義務をもって活動しており、各機関のあいだにおいて、最善の実践を共有することはしていない。彼女のチームが現在考えているひとつのアプローチは、一部の部署を再編して「横並びの査察」を実施することである。「横並びの査察」においては、機関ごとではなく、テーマごとに査察を実施する。そうすれば、彼女の（内務省の）チームは、年次報告書や公開の会議等において、匿名化された最善の実践を公表、普及させることができるようになるであろう。

　Silk は、OLAW が動物のために行っていることをさらに改善するために、毎日動物に接している人たちから意見を聞きたいと述べた。Clarke は、USDA は最善の実践を共有するための公開の会議を促進し、支援しているとつけ加えた。

　NIH の Robert Wurtz は、米国においては、動物実験に関する規制当局がなぜ複数の機関（省庁）に分かれているのかと訊ねた。Clarke は、米国議会が制定した特定の法律をそれぞれの省庁が所管しており、米国農務省（USDA）は動物福祉法を所管していると説明した。Silk は、USDA は規制当局であるが、

第3章　規制当局ならびに監督機関の観点

NIH は科学機関であり、指針（「指針」）の順守は完全に任意的であると述べた。「われわれの指針は、法律ではない。われわれが査察を実施するのは、各機関が指針に従うことを支援するためであり、その結果、法的に研究資金を受けることができるようになるのである」と Silk は語った。NIH は 1985 年以来、USDA および米国食品医薬品局（FDA）と覚書を交わして、これら 3 つの機関が互いに調和して業務を遂行することができるようにしている。たとえば、NIH が一般的な質問（FAQ）を公表する場合は、当該質問が USDA とも関わりのあるときには、USDA と一緒に検討をしている。さらに、NIH と USDA は、整合性をとりながら、それぞれの指針を公表している。

英国において策定しなければならない法規（の種類）は欧州レベルにおいて指定されるが、英国において拘束力のある法律は英国議会にて制定、施行されると MacArthur Clarke は説明した。法律施行のプロセスはきわめて複雑であり、理論的には、EU 加盟国における法律施行プロセスはすべて横並びであるはずであるが、実際には、EU 加盟国における法律施行のプロセスは国ごとに異なっている。この相違は、科学者が国のあいだを移動するときには、課題をひき起こすことになる、と MacArthur Clarke は述べた。カナダにおいては、連邦レベルではなく、州レベルにおいて法律が策定されている。したがって、CCAC が国レベルにおいて法令を施行する場合においては、10 の異なる（州の）法規について検討しなければならないと Griffin は説明した。

オンラインでワークショップに参加している人から次のような質問が寄せられた。悪い影響を避けて、良い影響を達成することを目的として成果基準を適用する場合に、観察することが可能な影響が見られないときには、どのようにして達成目標を評価すればよいのか？　それに対して OLAW は、関係者が質問をすることを歓迎しており、PHS 規範順守に関する「動物福祉保証書」を提出している機関が目的を達成するために異なるアプローチを提案することを、「指針」のなかにおいて、"should"（「すべきである」）という用語を使って説明している、と Silk は答えた。「当該機関が提案するシステムにおいて、もし動物の福祉が同等またはよりよい状態で維持されるのであれば、われわれ OLAW は、そのような提案を問題なく容認する」と Silk は述べた。

ワシントン大学の David Anderson は、動物への影響を正確に評価するという課題についてもう少し説明するよう Silk に求めた。「われわれは、本当に実証することができる良い影響を必要としているのだろうか？（良くも悪くもない）中立的影響については、それぞれの機関の判断に委ねるべきものなのだろう

か？」とAndersonは訊ねた。Silkは、これは仮定にもとづく質問であると答えた。パネリストは皆、このような質問に直面する。「われわれは、仮説にもとづいた大きな宇宙において成果基準を適用しているのではない。ある特定の状況において、ある特定の動物に成果基準を適用している。われわれは、この質問を繙(ひもと)いて、動物の詳細について検討を始めるのだ」とSilkは述べた。MacArthur Clarkeは、基本的な運営原則は、「有害なことはしないことが第一」であると本ワークショップ参加者に念を押した。だからこそ、成果基準を変更したときはいつでも、実際に動物に有害なことはないということを示すために、その成果を評価することが大切である。Griffinは、福祉評価のためのよりよい指針を作成することに重点を置くことの必要性を説いた。なぜなら、各機関はどのようにして福祉を評価するかということに関して、しばしば苦労しているからである。

他の質問がオンラインでMacArthur Clarkに寄せられた。現在、欧州議会が直面している「生体解剖反対欧州市民イニシアチブ」(The Stop Vivisection European Citizens' Initiative) のこと、ならびに彼らの活動がEUにおける成果基準に及ぼすであろう影響についてコメントをしてほしいとの内容であった。MacArthur Clarkは、英国は現在選挙前の時期であるので、将来のことについては語ることはできないと答えた。つづけて、彼女はいった。現在のEU指令（訳注：2010/63）を策定するために、欧州の動物福祉団体および科学界は2年間にわたる折衝を続けた。そして、そのEU指令はすべてのEU加盟国（28か国）において施行されている。「生体解剖反対欧州市民イニシアチブ」は、EU指令を廃止することを要求しているとMacArthur Clarkは説明した。

動物福祉協会のCathy Lissは、米国における実験動物の福祉を保証するシステムは壊れているといった。なぜなら、セーフティネットは、「指針」とUSDAの法律施行システムのあいだに存在する相違を考慮すると、適切に機能していないからである。Lissは、「指針」は進展していて、より詳細な評価を具体的に示しているものの、動物福祉コミュニティが要求している具体的事項は「指針」に示されていないし、またUSDAの動物福祉法の下では、研究において使用される動物の大部分が対象となっていないと述べた。Lissは、USDAの基準は時代遅れになっており、動物福祉を増進するための最新の知識を反映していないと主張した。

またLissは、霊長類のための福祉の要件は存在するものの、他の動物種の福祉を増進するための要件は存在しないと説明した。彼女は、「指針」に記載

第3章　規制当局ならびに監督機関の観点　　　　　　　　　　　　29

されている原則をさらに具体化するために、基準を改訂する予定はあるか、あるいは動物福祉法を改正する予定はあるかと訊ねた。

　Clarke は、動物福祉法を改正するためのシステムは存在するし、現在においても、いくつかの改正は進行中であると答えた。そのプロセスとしては、まず嘆願書が提出され、次に USDA はそれを公開して、パブリックコメントを求める。それらのコメントを評価した後、USDA は、さらに手続きを進めて、Liss が指摘した基準の改訂を実施する必要があるか否かを決定する。基準はだいぶ前に作成されたものであるが、USDA は、基準の改善を妨げるものではないと Clarke は述べた。USDA は、動物福祉関連法規のなかの、現在容認されている獣医学的処置に関する規定に従って、柔軟性をもって基準を改訂することを認めている。Silk は、米国における動物福祉のシステムは壊れてはいないといった。「米国における下から上へのアプローチは、動物のために最善の福祉を提供していると考えている」と Silk は語った。

　Liss は、PHS 規範順守に関する「動物福祉保証書」の提出は別として、査察システムがないのに、OLAW はどのようにして各機関が法令を順守していることを確かめることができるのかと Silk に訊ねた。OLAW は、PHS からの研究費補助を受けている各機関の自主モニタリングおよび自己報告にもとづいて確認していると、Silk は繰り返して説明した。「動物福祉保証書」には、各機関の動物ケアプログラムがどのように運営されているか、そしてどのようにして PHS の規範を順守しているかが記載されている。また「動物福祉保証書」には、参考資料として、「指針」の基準も引用されている。OLAW のなかの Silk の部署も、各機関における教育や PHS 規範の解釈に関して支援を行っている。「われわれは、そのような教育をとおして、法令順守違反が起こらないようにしていると考えている」と Silk は述べた。法令順守違反があった場合は、当該機関、外部の第三者、あるいは機関内の個人によって報告される。すると、OLAW の法令順守部門は、当該機関と一緒に法令順守違反について調査を実施し、人間と動物の安全を確保するために違反事項を改善し、そのような法令順守違反の再発を防止するための措置をとる。「これは私の個人的な見解であるが、査察システムよりは、おそらく、このような自主モニタリングおよび自己報告のシステムのほうがより効果的であると思う。なぜなら、査察はある一時点におけるスナップショットのようなものだからである。われわれは、皆が常に人道的な動物のケアという文化に向かって努力していることを確かなものにしようとしているのです」と Silk は語った。

マサチューセッツ総合病院の Donna Matthews Jarrell は、本日のパネリストたちが例を示しながら、各機関と協力して成果基準を主体とする新たなアプローチを採用すると説明したことは理解できたと述べた。しかし Jarrell は、各機関が成果基準を評価した後、どのようなことをしたかについて疑問をもっていると訊ねた。とくに、各機関がひきつづき成果基準について検討していく計画について疑問を呈した。Clarke は、専用の外科処置室の代わりに可動式のラミナーフロー・フードを用いて外科処置を実施する例（訳注：p. 17 参照）を取り上げて、USDA が動物に対して有害な作用がないということを認めた後は、6 カ月ごとにその状況をモニタリングするのは当該機関の動物実験委員会の責務であると答えた。Silk も OLAW が同様な立場をとることを説明した。すなわち、OLAW は各機関の動物実験委員会が 6 カ月ごとにそれぞれの機関の動物のケアと使用に関するプログラムを評価するべきであると考えている。最終的な決定権は各機関の動物実験委員会が有する。外科処置に伴って敗血症などの合併症が起こった場合は、日常的に動物をモニタリングしている獣医師または獣医看護師が動物実験委員会に報告をして、無菌状態が適切に維持されているか否かについて調査を実施する、とペンシルベニア大学の Diane Gaertner が補足した。

MacArthur Clark は、各機関において仕事をしているそれぞれの個人の重要性について強調した。動物ケアスタッフが適切に訓練されていて、適切な資質をもっていて、かつ発現する権限が与えられているならば、動物福祉は適切に守られる。国レベルの査察システムをもっており、査察官が定期的に機関を訪問調査している英国においてさえ、このような査察システムの力は、各機関における個人に依存している。実は、「査察」は「訪問」とよばれている。なぜなら、たしかに査察という側面もあるが、内務省の査察官たちは、本質的には、各機関の動物ケアスタッフたちに関して形成されているモニタリングの枠組みの運用について調査をしているからである。

ハーバード大学の Steven Niemi は、USDA が各機関に柔軟性を認めていることに感銘を受けたと述べた。Niemi は、一般の人たちがどのようにしてこのような特別な解釈（訳注：上記「専用の外科処置室の代わりに可動式のラミナーフロー・フードを用いて外科処置を実施する例」のことを指している）のことを知って、自分たちの機関における同様な状況に応用することができるかと Clarke に訊ねた。Clarke は、このような決定は 2 つの要因にもとづいていると答えた。ひとつは、文献に記載されていること、そしてもうひとつは、う

第3章　規制当局ならびに監督機関の観点　　　　　　　　　　　　　　　31

まくいくかどうかということである。もし動物に対して有害な作用がないのであれば、USDA は、研究者がそのような成果を公表して、さらに広いコミュニティに情報を発信することを奨励する。Clarke の部署（動植物衛生検査局：APHIS）は、機関の獣医師を集めて何回かの会合をもったことがあり、そのような会合において、このトピックが議題になったことがあった。彼女は、今後、このような会合がさらに開催されて、情報が共有され、意見交換がなされることを期待していると語った。

　米国国立ウィスコンシン霊長類研究センターの Saverio Capuano は、機関内に 194 の標準操作手順があると説明した。またウィスコンシン大学にも、動物実験委員会において承認された動物ケア規範がたくさんあると述べた。したがって、彼の研究センターにおいては、機関の成果基準は 1 カ所にまとめられているわけでもないし、また多くの場合、文書化されていないものさえ存在する。「そこで質問だが、もしあなたたちが私の研究センターを訪問して、私が成果基準は私の頭の中、または霊長類センターのすべてのスタッフの頭の中にあるといったとしたら、あなたたちはどのように答えるであろうか？USDA は、どのように答えるであろうか？　OLAW は、私の成果基準はいろいろなところにあるという事実に対してどのように対応するであろうか？」と Capuano は訊ねた。Silk はそれに対して、成果基準をどこに保管するかは各機関の動物実験委員会が決めることであると答えた。Clarke が補足した。USDA の査察官が機関を訪問して、法令からの逸脱事項について質問をするときは、彼らはなんらかの回答を得ることを期待している。その解答が論理的であり、当該変更を動物実験委員会が承認したことを示す文書があり、かつ動物に対する有害な作用がないならば、問題はない。

4

末端ユーザーの見解

　成果基準の実施状況とその継続性を監督する行政機関の見解に続いて、立場の異なる6名の末端ユーザーがパネリストとして招かれ、2つのセッションに分かれて講演した。第1セッションでは、Neil Lipman、Mary Ann VasbinderおよびJohn Bryan IIがそれぞれ、学術、製薬企業、野生動物学の立場から見解を述べた。Lipmanは、ワイルコーネル医科大学の比較医学・病理学センター（CCMP）の所長ならびに実験医学・病理学部獣医学教授を務めるとともに、スローンケタリングがんセンターの研究員を併任している。Mary Ann Vasbinderはグラクソ・スミスクライン社（GSK）研究開発技術・科学部門動物福祉・倫理・戦略室員、3Rsおよび動物実験教育プログラムに関する企業責任部門長であり、Bryanは、サウスイースタン野生動物疾病共同研究機構（SCWDS）の公共サービスアシスタントを務める野生動物獣医師である。第2セッションの演者はBart Carter、Kenneth LitwakおよびJohn Bradfieldで、農学、公益ならびに国際的な調査・評価機関の立場からそれぞれ見解を述べた。Carterはテキサス大学サウスウエスタンメディカルセンター動物実験施設長兼選任獣医師、Litwakは動物福祉協会（Animal Welfare Institute）の実験動物アドバイザー、BradfieldはAAALACのシニアディレクターである。最後に、ジョンズ・ホプキンス大学ブルームバーグ公衆衛生学部環境健康科学講座の准教授であり、ルイス・クラーク法科大学院客員教授であるPaul Lockeが6題の講演を簡潔に総括し、David Andersonの司会で質疑応答が行われるという流れで初日のプログラムが終了した。

学術分野の見解[1]

　比較医学・病理学センター（CCMP）は例外的に、地理的に離れた2つの異なる研究所、すなわちワイルコーネル医科大学とスローンケタリングがんセンターを支援している。予算も別建てで、それぞれが独自に動物実験委員会を運営する。CCMPの施設は典型的な場合でいうと、1日に25万匹の動物を飼育できる。53,000個のげっ歯類ケージと250人の従業員がニューヨークならびにカタールのドーハの10施設に配置されていて、これは、小規模な研究所にはあり得ないほどのリソースの保有量である。CCMPの施設の特徴は、すべてマウスを中心に高度に調和され、同一の標準操作手順書（SOP）を共有していることである。加えてCCMPは多教科の解剖学や臨床病理学に対応できる大規模な実験室を有し、ある種の試験研究やポスドクに対する教育が実施され、成果基準の開発や評価をするために必要な労力や技術が提供されている。CCMPにはエビデンスや成果に基づいて判断する文化が根付いている一方、その管理は可能な限り仮説やデータに基づいて行われる。

　数値基準にはすでに述べられたように長所と短所がある。おもな長所として、公知のベースラインを踏まえた実践、あるレベルでの標準化と一貫性の確保、そして実行しやすく経済的であることがあげられる。理想的には、数値基準は客観的かつ科学的なデータをもとに構築されるべきものであるが、すべてがそのようになっているわけではない。データの質に問題があると、窮屈で融通性を欠いた数値基準になってしまう。このことは新しい知識の進捗を阻むとともに、知識の開発を遅らせる。数値基準はしばしば経験則的かつ擬人的であり、信頼できる情報に比べて政策の影響を受けやすい。きちんとした数値基準でないと、不要な出費を招くこともある。それに対して成果基準は融通性が大きいので、動物福祉と飼育管理を科学的見地から改善することが可能である。成果基準は個々の事情を踏まえ、また、それぞれの研究所に合わせて設定できるから、数値基準を洗練させ、改善につなげることもできる。このような特徴を有するとはいえ、成果基準を適切に開発するには経費がかかるので、予算が限られた場では動物のケアと使用に関するプログラムへの導入は大きな挑戦となろ

---

[1] 本セッションはNeil Lipmanの発表にもとづいており、ここに記載されている発言は全米科学・工学・医学アカデミーによって支持または検証されていることを意味するものではない。

第4章　末端ユーザーの見解

う。また、成果基準には主観的な面があるので、成果の客観的評価に支障をきたすこともある。

　ここで、CCMPが運営する3つの基本的なプログラム、すなわち動物の健康と福祉の確保、科学に対する支援、そして利用者に対する質の高い支援システムに関する2つの事例を紹介したい。最初は離乳前のマウスの個体識別と遺伝子型別であるが、同時にそのような週齢における組織のバイオプシーも可能である。離乳前のマウスに対して信頼性が高く、いつまでも消えないような個体識別方法は限られており、CCMPでは歴史的に爪先カット法（toe-clipping）が用いられてきた。しかし、この方法は非人道的な感じがしないでもない。事実、遺伝子改変マウスの生産を洗練させるための英国共同作業グループU.K. Joint Working Group on Refinement of Production of Genetically Engineered Miceは、爪先カット法を取り得る最後の手段に位置づけ、局所麻酔のもとで実施することを推奨している（BVAAWF/FRAME/RSPCA/UFAW Joint Working Group, 2003）。

　2010年に発表された欧州の論文2編は爪先カット法について、生理学的・行動学的な観察結果から7日齢までのマウスに適した方法であると述べており（Castelhano-Carlos et al., 2010; Shaefer et al., 2010）、これらの論文は「指針」の第8版にも引用された。ILARは、これを事実上の新しい数値基準としながらも、苦痛が最小限で、短期的にも長期的にも生理学的・行動学的な影響が軽微であり、動物と術者の両方に安全で、素早く容易に作業でき、さらに長期間にわたり判読が可能で、しかも経済的な新しい成果基準の開発を期待していると思われる、とコメントしている。

　演者ら（Paluch et al., 2014）は、爪先カット法が離乳前の動物の福祉に及ぼす影響について検討した。爪先カットしたのは生後7日齢のC57BL/6Jマウス4群と17日例の4群である。群構成は噴霧冷却による局所麻酔を施した1群、麻酔しなかった1群、およびそれぞれの対照群である。いずれも熟練した研究者がマウスを保定し、爪先カット直後、1、3、5、8および12時間後に反応を観察した。発育の評価は6日齢（爪先カット前のベースライン採取）から始めて21日齢まで続けた。行動評価は動物が成熟した時点で行った。図4-1と4-2に示すように、17日齢で爪先カットされた群には対照群に比べて有意な差は認められなかった。しかしながら、7日齢カット群には苦痛を示唆するいくつかの症状が認められた。ここで、噴霧冷却法の問題点が7日齢、17日齢の両群に観察された。いずれの群間にも発育および行動あるいは体重の増加に差

は認められなかった。解剖学的検査によれば、7日齢までに指の神経分布は完成し、化骨もほぼ完了していて、それ以降に痛みが加わるとは考えられなかった。これらの結果から、CCMPは所内指針を改訂して噴霧冷却による局所麻酔を廃止し、爪先カットの推奨日齢を17日齢以下（訳注：原文は17日齢以上であるが、発表スライドをもとに修正）とし、施術は指1本のみに限定し、遠位3本のいずれかの第一指骨に適用することを含む、新しいSOPを策定した。爪先カットとバイオプシーの両方を必要とする場合は、14日齢から17日齢のあいだに処置すべきこととした。

第2の事例は人道的で安全かつ有効なマウスの安楽死処置法に関するものである。速やかな意識消失と絶命が可能で、興奮させることなく、恐怖、苦痛、不安を最小限に抑え、動物にとっての環境変化ができるだけ少なく、効率的かつ再現性があることに焦点を合わせた。CCMPでは、洗練された技術で個別換気式のケージを制作している職員が、器内空気を炭酸ガスに置換することでそれを可能にした。ビデオ撮影による行動観察によってバリデーションを行い、これまで9年間以上利用されている（McIntyre *et al.*, 2007）。米国獣医師会が安楽死処置に関する最新ガイドライン（AVMA; 2013）を公表して以来、げっ歯類の安楽死処置にCCMPが採用する炭酸ガスの最適流量についてさまざまな意見が寄せられている。「それは独自の評価による方法だ、AVMAの推奨と合わない、どうしたらいいか」という声が聞こえてきた。CCMPのチームは自所の方法とAVMAの推奨を比較し、CCMPの方法がマウスとラットに対して明らかにストレスが少ないことを証明した。

このような情報をシステムの制作者と共有できたとしても、成果基準として広く採用されることはなかった。なぜならばAVMAのガイドラインとのあいだに不一致が認められたからである。その後CCMPのチームは、炭酸ガスの置換率をAVMAのガイドラインに合うように低く抑えた新しいプロトコールを作成した。それによって今日ではいずれの基準も使用できる。

科学に基づく実験動物管理の基準作成のために交付される研究費は不十分であり、ますます削減されている。ケージスペースを含む多くの質問に答えるためには、大型研究の推進に必要な助成金の確保が必要であり、そのための協働体制の設置を併せて提言する。

第4章　末端ユーザーの見解

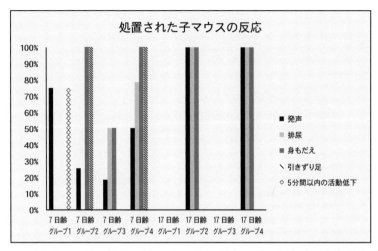

図 4-1　爪先カット後の観察（注：17 日齢のグループ 1 と 3 は反応を示さず）
　　　　Lipman のスライド 14 より

	爪先カット	噴霧冷却＋爪先カット	噴霧冷却
苦悩症状	7日齢：60%以下に発声と活動低下 17日齢：ほとんど反応なし	7日齢：爪先カット後、噴霧した足の引きずり 17日齢：発声、排尿、足の引き込め	
出血	7・17日齢：直後に止血	7・17日齢：多量出血が持続	検査せず
処置し易さ	7日齢：小さな爪先のカットが困難	7・17日齢：冷却噴霧で爪先が相互に密着→指間の分離が困難→爪先カットが困難	
処置後の症状	哺育拒否なし 7日齢：12時間以内の後肢指掌部腫脹 17日齢：異常なし	哺育拒否なし 7・17日齢：12時間以内の両側指掌部腫脹	哺育拒否なし 7日齢：5時間以内の両側指掌部腫脹 17日齢：12時間以内の両側指掌部腫脹

図 4-2　爪先カット後に認められた追加データ
　　　　Lipman のスライド 15 より（訳注：原文は 18 であるが発表スライドをもとに修正）

製薬企業の見解[2]

　製薬企業の特徴は、地域が異なれば動物福祉に対する考え方も異なるであろうとの仮定のもと、社会の動きに対応できるような作業環境を作出し、世界のさまざまな規制当局に回答する義務を負っていることである。結果として製薬企業は、どのような種類の成果基準が全世界に最大限適用可能であり、市場のニーズに広く対応できる柔軟性を有し、なおかつ、動物に対する適正性と整合している、といったレベルまで考えなければならない。

　成果基準の作出で難しいことのひとつは、得られる結果と期待に対して、とくにそれが時流の変化を見越したうえで全員の同意を得ることである。グラクソ・スミスクライン社（GSK）が認める成果基準とは、結果志向的であり、数値による表現が可能であり、事実とデータに基づいて策定されている基準をいう。事実確認が不十分でデータが不足していれば専門家による介入が待っている。それは自身にとってのチャレンジであるが、とくに専門家が有する文化や背景が自身のそれと異なっている場合、その影響はいっそう大きい。GSKは、成果基準の対象分野を獣医学的ケア、環境エンリッチメント、順化、教育訓練、そして動物の運動ならびに社会化と考えている。

　GSKが成果基準をどのように作成し実行しているかの一例として、事業所ごとに異なるイヌのケージサイズを取りあげたプロジェクトを紹介する。チームはケージ、運動、社会化および環境エンリッチメントの調査に関するプロジェクト計画を立ち上げたのち、研究費の提供と調査結果を踏まえてデザインされたケージの試作に同意してくれるような協力者を集めた。主要な関係者に定期的に情報を提供し、プロジェクトの進捗に合わせて資金投入できるような連絡体制も整備した。計画の審査と関係者への説明が終わり、ベンチマークシステムの作成に続いてイヌとミニブタのケージを取り上げ、柔軟な選択肢を有するパイロット試験に臨んだ。パイロット試験の結果から、チームは行動学者およびケージ飼育の専門家の助言が必要であることに気づいた。そこで5名の専門家を募集し、イヌケージに必要とされる事項について優先付けを行った。その結果、イヌ同士やイヌとヒトとの社会的な接触、運動の機会、そして環境エン

---

[2] 本セッションはMary Ann Vasbinderの発表にもとづいており、ここに記載されている発言は全米科学・工学・医学アカデミーによって支持または検証されていることを意味するものではない。

第4章　末端ユーザーの見解

リッチメントに関する検討が、ケージサイズよりさらに重要であることに気づいた。

専門家の助言にもとづいて、イヌ同士の視角が広がり、スタッフとの適度な接触が確保され、さらには標準的なケージより穏やかな外観を有するケージをチームは試作した。そして、そのようなケージに未公表のデータではあるが、社会性と闘争行動のバランスがとれた数値と考えられた4～6頭のイヌを収容した。ケージのデザインには行動学者の厳しい助言も取り入れて、イヌが小走りできるようなケージの広さにした。スタッフにとっては、ケージは洗浄・消毒が容易なものでなければならない。

そこでスタッフは、社内の動物施設が実施している別の運動プログラムに注目し、犬舎の外にある主運動室をイヌの運動場にすることを決定した。イヌが物に登り、玩具で遊び、スタッフや他の動物と接触し、走りまわれるような環境を作出することにも同意した。15分間運動させたあとの観察結果から、すべてのイヌが運動をさらに付加するより、床で寝そべるか相互に接触することを好むという事実を見出し、チームは運動時間を15分間とする成果基準を作成した。最近では、環境への順化および施設への新たなイヌの導入と実験への順化に関する成果基準の作成に取り掛かっている。

制作されたケージには視野を広げるために水平方向のバーを用いるとともに、スタッフがイヌに触ったり、投薬したり、ケージから出さずに治療したりできるように上下2段に開閉できるダッチドアを取り付け、イヌが飛び乗ることができるようにベンチを置いた。ケージに路地を取り付けることで他のイヌを見ることができるようになり、ケージを接続することも可能にした。チームは床のグリップが脚の健康に一役買っていることも見出した。ケージにはイヌが仲間から逃げたり休憩したりすることのできるコーナーも設置した。

試作品は動物の健康状態の改善や常同行動の抑制といった視点から評価され、改善が加えられた。スタッフのやる気にも変化が見られた。スタッフは、新しいケージは洗浄に時間がかかる一方において、動物と接触できることを楽しんだ。チームが決定した内容は文献等による公表はなされていないが、プロジェクトを振り返ってみると作成した成果基準はよく機能し、結果をもたらすことができた。多くの決断は審査の場だけでなく、専門家の助言に耳を傾け常識を受け入れてきた結果であるが、常識とされている事柄が成果基準を作成するうえで合理性を有するかどうかについては疑問を感じているところである。

イヌやその飼養者にとってより良い環境を作出するために、チームが必要と

する一連の原則や規範が GSK には整備されている。GSK はイヌにとって望ましい運動についての研究を続けていて、その結果を公表する予定である。

野生動物研究者の見解[3]

野生動物を用いる研究のほとんどは野生動物のために実施するのであって、ヒトの生物学のモデルとしてではない。結果として、野外で成果基準の開発に用いる方法論は実験室におけるそれとは異なっている。野生動物獣医師として、先に Patricia Turner が論じた成果基準の定義には「自由裁量」（discretion）の用語が含まれていることから、野生動物獣医学が考える成果基準に見合っていると判断する。

野生動物の研究と生物医学的研究を結びつけるものは、可能な限り文明社会の利点や価値観を反映した基準を作りたいという動機である。だが、それらのあいだには大きな違いがある。それは、すべてのプロジェクトが独特の方法で管理されているという事実を踏まえて動物実験委員会が作業しなければならないという点である。動物実験委員会の委員にはどのプロジェクトに関しても動物種、気象、地域そして季節の変更を伴い得るという前提のもとで、個々の申請を審査するよう求められる。たとえば、季節は特定の動物種の薬物代謝、繁殖活動、採食行動などに影響を及ぼし得る。加えて野外実験には健康管理上の問題があるが、その条件は実験の成り行きによって大きく異なる。

野生動物の研究に監督責任を有する動物実験委員会が野生動物を対象に成果基準を考えるときの要点は、それがある基準またはガイドラインを強く反映するものであり、望まれる結果について記述したものであり、そして最も重要なことは、動物実験委員会、動物のケアと使用の管理者および動物実験責任者が共有できるような自由裁量を尊重する一方、結果を得る過程に柔軟性があるといった観点である。提案された成果基準に対して同じ解釈をする野生動物の動物実験委員会は2つとないであろう。なぜならば、委員会はさまざまな経験を有するメンバーによって構成されているからである。

野生動物の成果基準には新規に策定されたものもあるが、大多数は動物の活動を評価するために用いられてきた知見や最善と考えられる手段を利用してい

---

[3] 本セッションは John Bryan II の発表にもとづいており、ここに記載されている発言は全米科学・工学・医学アカデミーによって支持または検証されていることを意味するものではない。

第4章　末端ユーザーの見解

る。成果基準を策定する過程においては、法令に準拠するとともに状況に左右されない範囲での最高水準の基準に照準を合わせる。成果基準を考えるうえで研究者は、伝統的な資料である動物福祉法とILARの「指針」を引用する。動物福祉法は、自然界で実施する野生動物を用いた野外試験を定義しているが、動物に害を与えるかもしれない、もしくは実験後の動物の行動に機能的障害を与えるかもしれないような侵襲的処置は含んでいない。同法の規定に適合する研究は動物実験委員会の審査対象から除外すると動物福祉法は規定している。一方、「指針」は「野生生物学に関するあらゆる情報および野生生物研究で用いられる方法について概説することは本指針の趣旨から外れる。しかし、人道的な管理と使用に関する基本原則は自然条件下で生存している動物にもあてはまる。動物実験委員会が野外実験の審査を取り扱う場合には、資格のある野生生物学者に意見を求めることが奨励される。」と記している。

　これら2つの資料は野生動物を用いた研究に触れているが、そのような研究を目指す者への手引きにはほとんどならない。それに対して、米国水産協会 American Fisheries Society、米国哺乳類研究者協会 American Society of Mammologists および鳥類学協議会 Ornithological Council などの専門機関は、野生動物研究者と動物実験委員会が成果基準を策定するときに役立つような手引書を出版している。新たに成果基準を策定するときに用いられる知見のほとんどは、研究対象の生態学を学び、野外実験を経験し、そして野外で予想外の事象が発生した時に行った柔軟な危機管理がもとになっている。

　生態学は野外プロジェクトを監督するときのかなめであるから、ただの変動値として軽んじてはならない。研究を体系づける生態学には環境、気象、季節、動物種が関与し、それらの関係を把握することは確固たる成果基準を策定するために不可欠である。たとえば、オオカミの研究に最も適した季節は冬である。なぜならば、雪が降ればオオカミを追跡しやすくなるので、真夏の研究なら野生動物の動物実験委員会は退散するかもしれない。同様に、ハイイログマを薬物で不動化しタグを取り付ける冬季のプロジェクトはお手上げかもしれない。なぜならば、その時期、クマは冬眠しているからである。何カ月間にもわたる冬眠から覚めたばかりの春のクマの肩に吹き矢を打ち込むようなプロジェクトも同様で、その時期に十分な脂肪が残っている場所といえば臀部である。これらの事例で野生動物の動物実験委員会は成果基準を適用し、実験責任者に見直しを勧めるであろう。野外実験の場はとてつもなく大きく、委員の誰も経験したことのないようなプロジェクトを多数審査しなければならない。このことが

野生動物の動物実験委員会にとっては大きな挑戦となる。だから動物実験委員会としては、的確な審査に必要な経験を有する外部の専門家を見出さなければならない。米国公園局 U.S. Park Service の動物実験委員会委員長をしていた時にとった方策のひとつは、過去に審査したことのあるプロジェクトをアーカイブに保管して審査に活用することであった。

　野生動物は隔離された環境にはいないので、野生動物専門獣医師は小動物や家畜を対象に働く獣医師より生態学者に近い存在である。捕食動物に関する研究では、動物のテリトリーや社会性について考えなければならない。オオカミには厳しいテリトリーがあるので、吹き矢を当てる場所が地理的にライバルのテリトリーに近すぎると両群の動物にも生物学者にも危険が及ぶ。シロイワヤギに関する研究のため動物実験委員会を訪れた動物実験責任者によく聞いたところ、3,660 メートルの高所で研究を実施すべきであることを考えていなかった。研究班の誰一人として高所での研究を経験していなかった。

　野生動物を扱う生物学者と同様に、柔軟性は動物実験委員会にとっても必要不可欠である。野生動物を用いた実験計画に対する動物実験委員会の審査には柔軟性があり、それは最低でもプロジェクトそのものと等しく動的でなければならないし、そうあるべきである。柔軟性を欠いた審査は破滅を招く。野生動物を用いた研究に厳しい数値基準を導入することは難しい。なぜならば、野生動物に関するどのようなプロジェクトであろうと、未知だらけで複雑な自然界で実施しなければならないからである。野生動物の動物実験委員会には、研究者の要求を満たすべく巧みに作業し対応できるような柔軟性が必要である。

　野生動物の動物実験委員会がこれらのコンセプトをどのようにして実践しているのかを、公園局の動物実験委員会が審査したサバクオオツノヒツジ（desert bighorn sheep）を用いた実験で説明する。動物実験委員会は環境、地域、気象、動物種、捕獲技術、動物の取扱い方法などを勘案して、本プロジェクトは難易度がきわめて高いもののひとつであることを直ちに見抜いた。委員の全員参加で、できる限りの専門性をもって審査に当たった。その結果、本プロジェクトは動的な要素がきわめて大きく、小刻みに変わる急激な変化に合わせて柔軟かつ巧みに対応できるような動物実験委員会であらねばならないという結論にすぐさま達した。それでも本プロジェクトの重要性は高いので、実験責任者と緊密に連絡を取りながら進捗状況をモニターしなければならないということも受け入れた。

　プロジェクト開始まもなく、野外の条件に合わせることの必要性に出くわし

た。原案に示されたような、野生動物を捕獲して取り扱う計画は頓挫した。しかし、実験責任者と動物実験委員会はこのことを予期して代替策を準備していたので、実験責任者から電話連絡があったとき、計画の有意な変更について議論する準備ができていた。そのため、あいだを開けずにそのような変更を承認してプロジェクトのフォルダと委員会のアーカイブに収め、かくしてプロジェクトを遅延なしに進めることができた。委員に野生動物の研究には秩序がないことを知っている野生動物の研究者が含まれていたことがかなめとなり、本プロジェクトのSOPを作成するときに動的な変化への対応を勘案する一方、法令順守と既存のルールの踏襲を図ることができた。

「指針」に示された成果基準の定義は、野生動物を用いた実験に対する審査にもよくあてはまる。この定義は自由裁量の骨格を示すとともに、研究者、動物実験委員会、そして法令や既存のルールを順守するなかでニーズを実行に移す研究所の柔軟性も許容するものである。細部に目をやれば確かに野生動物のプロジェクトの審査には従前のガイドラインとは異なる点があり、そのことは重要であるとともに強調されるべきであろう。

農学研究者の見解[4]

産業家畜に含まれる動物種の飼養に関して公表された成果基準のほとんどが生産効率に関するものであるが、多くの動物種が医療機器の試験研究、医薬品開発、外科手術の実習、画像解析の洗練、がん治療実験、ヒトの栄養学といったバイオメディカル研究にも利用されている。特筆すべきはミニブタである。その行動は家畜ブタに類似し、ブタに感染する病原体のすべてに感受性があるが、体格は小型でイヌと同等である。

バイオメディカル研究に用いられる家畜には特徴があり、その例として群れで生活し、群れから離れたがらないことをあげたい。産業家畜は成長が速く、若齢といえども大量の飼料を摂取し、研究期間中でも大きく成長するので、それらの動物の基準を作成するときにはこのことを勘案する必要がある。多くの家畜動物種は性成熟に達すると攻撃的になり、また体も大きくなるので、施設

---

[4] 本セッションはBart Carterの発表にもとづいており、ここに記載されている発言は全米科学・工学・医学アカデミーによって支持または検証されていることを意味するものではない。

を分岐させるだけでなく、動物施設スタッフおよび実験者の安全にも悪影響が及ぶ。体重が110〜135キログラムの動物を実験に用いる場合、動物に押された人が負傷する恐れがある。画像解析や生理学の研究にはこのようなサイズの動物がふさわしいからといって、そのような動物を用いることには危険がともなう。

研究用家畜の飼育施設には3つのタイプがある。従来型の飼育施設には目張りした表材とステンレスが使われていて消毒が容易であり、外科手術用器材や玩具などのエンリッチメントを取り出しやすく、画像解析センターと近接させることができる。一方、ペンの大きさには限度があり、大型動物に対する運動や種固有の行動を発揮させることには限界がある。

家畜の飼育施設は動物種固有の飼育管理のもとで畜産物を生産できるように、また、それに合わせて施設の条件を変えられるように設計されている。環境条件は完全空調から納屋とほとんど変わらないようなレベルまでさまざまである。典型的な例でみると、納屋レベルの施設ではバイオメディカル研究施設に比べて低コストで動物を飼育できるが、多くの場合、床など表面の消毒が容易でない。さらに、隔離された場所に施設が建てられているので、画像解析や外科手術をするためには動物を移送しなければならない。

野外に設置されたペンや牧場は第3のタイプの飼育施設である。動物にとっては広い施設、運動の機会、集団行動の発揮という利点があるが、裏を返すと環境統御がほとんどできず、寄生虫や感染症を保有する野生動物と接触するかもしれないといった動物にとっての不利益も存在する。外科手術後の観察はさらに困難となり、画像解析や外科手術施設に動物を運搬する必要性が生じる。

家畜に関する成果基準の策定には、その作業に関わる獣医師、動物実験委員会委員、飼養者、研究者のすべてが、対象動物種の基本的な要求事項を周知している必要がある。家畜にあまり詳しくない者が知識を得るための方法のひとつは、AAALACが2011年に家畜に関する主要参考書に採用した「家畜指針」の名で知られるGuide for the Care and Use of Agricultural Animals in Research and Testing 第3版（Federation of Animal Science Societies, 2010）を通読することである。Federation of Animal Science Societiesが作成したこの文書はピアレビューされているほか、必要な参考文献をすべて掲載し、家畜動物種の正常と異常な行動に関する情報およびウエルビーイングに関する情報を取り込んでいる。本書は生産に焦点を合わせているが、家畜の適切な管理についても言及しているので、家畜の成果基準を作成するに当たり、バイオメディカル研究者に

第4章　末端ユーザーの見解

とっても有用な情報源となろう。対象動物種の正常な行動に触れた記述はとくに価値が高い。

　家畜に関する成果基準の作成で難しいことのひとつに、術後管理の期間においてエンリッチメントおよび社会性に関する要求事項を満たしつつ、バイオメディカル施設での群生動物種の維持管理をどのように規定したらよいかがある。バイオメディカル施設への搬入により、同種動物間の行動が制限される。逆にバイオメディカル施設から従来型の牧場に移すほうは簡単そうに見えるが、過去にそのような経験がない場合、構造物の少ない環境に順化させる過程を設けることが重要になるかもしれない。

　家畜の成果基準には動物を乾いた状態で維持できること、適温であること、糞尿による汚れがないことが求められるが、研究者の視点ではデータ収集に支障がないことが要件である。新たに成果基準を作成する場合、家畜の体格、発育速度、性格を勘案しなければならないので作業は複雑になる。群飼育する場合は個別の健康状態に注目する。たとえば呼吸器病が発生すると多くの動物に伝播するので、気道カテーテルを装着し定期的なモニタリングを必要とする動物の術後ケアは困難になるであろう。研究の場では科学上の目的により、成果基準の作成が複雑になることもある。

　家畜を科学上の目的に使用する場合の成果基準の作成過程を例示する。最初の例は、2.32 平方メートルのペンを備えたバイオメディカル施設で 45.36 キログラムのブタ5頭を飼育する研究である。「家畜指針」によれば、そのような体格のブタには1頭当たり 0.93 平方メートルが必要である。そこで考えられるのは、2頭飼育の2組と1頭飼育の組み合わせであるが、スペースの指針には適合するものの、それでは群としての行動や社会性に関する要求が満たされない。では、1つのペンで3頭を飼育した場合はどうか。ブタが横たわったり伸びをしたりするために必要なスペースを確保できるか、清潔で乾燥した状態を保つことができるかの判断がここでの決め手になる。3頭目にフィーダーを追加してやれば、正確なスペースの履行にこだわることなく、成果基準の採用で3頭のブタの社会性に関する要求を満たすことができるのだ。

　次の例は雌ブタの出産が必要なバイオメディカル施設であるが、ここでの研究対象は子ブタである。畜産界での標準的な方法では、妊娠ブタを出産予定日の1週間前に出産クレートに移し、生まれた子ブタを3週齢の離乳時まで母ブタとともに飼育する。しかしながらこの方法では母ブタを出産クレートに4週間置くことになるので、クレートには母ブタがフィーダーに頭をぶつけずにど

ちら向きにも横たわり、立ち上がり、休むことのできる十分な広さがなければならない。この間の衛生管理は、子ブタの邪魔にならないようにしなければならないので限度がある。母ブタは訓練しなくても出産クレートに慣れる、子ブタの生存率が高まる、飼育管理しやすいなど、この方法には多くの利点がある。だが、バイオメディカル施設のなかに出産クレートを設置した場合、同じ施設で実施される通常のバイオメディカル研究用の動物が必要とする衛生条件をどのようにして満たすかといった問題も生じる。

　牧場では大きな施設内の一部で畜産ブタを、別の区域でバイオメディカル研究用のブタを飼育することがしばしばあるが、それらを別々の方法で扱った場合、片方が他方に悪影響を及ぼすのではないかという疑問がわく。両群を同じ部屋で飼育しても問題ないか、両群の飼育により衛生管理のスケジュールを変更する必要があるかどうかなど、それぞれの研究に特化した問題点に動物実験委員会、獣医師、研究者、飼養者が協力して答えなければならない。動物にとって快適な温度、湿度、床面積を勘案する必要もある。飼育管理の成果基準を作成するときには、動物のストレスが上がらないような条件設定を行わなければならない。

　いつも単刀直入な回答が得られるわけではない。例えば乳牛にとっての快適な温度の幅は、「家畜指針」と動物福祉法によれば15～25℃である。しかし、冬季の外気温に慣れた動物を施設内に搬入すると、10℃でも温度ストレスを与えかねない。これは成果基準が必要であることを意味している。関係者は温度ストレスを感じた時の症状をよく理解するとともに、ウシの正常な行動やウシにとっての必要条件に気づいてほしい。

　家畜を用いるときに生じるもう一つの問題は換気である。冷気で温度調整を行う風洞換気方式（tunnel ventilation）は家畜の施設では一般的であるが、1時間当たりの換気回数を設定することが義務付けられているバイオメディカル施設の方式とは大幅に異なっている。風洞換気方式では温度、湿度、さらにはアンモニア濃度を含め、動物が心地よいと感じる条件を設定する。家畜のために設計された大型の施設に場合は風洞方式であっても、飼育動物数と齢、飼料の種類、汚物の量、汚物処理、施設外の気象に応じて換気回数を細かく調整することが可能である。

　鳥類は平坦な床での群飼育が望ましい。しかしながら、ウサギの代わりにニワトリを用いてポリクローナル抗体を作製する場合の個別採卵など、状況はさまざまである。採卵鶏のペンやケージからの出し入れはストレスを与え、負傷

第4章 末端ユーザーの見解

させる危険性もある。ケージ洗浄や消毒のために定期的にニワトリを移すべきか、それとも産卵期間はケージに留め置きトレーと床だけを清掃するべきか、これは動物実験委員会にとっての課題である。

最後の事例は牧場や放牧地に関するものである。動物の立場から考えると、正常な行動を発揮し、攻撃的な個体から逃げることもできる広いスペースが得られる。そこには乾燥した区域が十分存在し、夏季には体温調節のための日影が、冬季には風よけがなければならない。問題はこのような区域をどう評価するかである。評価の対象として給餌・給水装置、施設の維持管理、排水、汚物処理があり、去勢や除角などの研究とは無関係な外科的処置をどのようにして行うか、緊急に治療が必要になったときにどう対応するかも含まれる。家畜で通常行われている方法をもって対処するのか、それとも特別な処置が必要であるかが問題である。定型的な外科的処置が家畜に対して日常的に行われている場合は、それが動物に苦痛が少ない方法であるとともに、鎮痛処置がなされることが要件である。それらの方法は、選任獣医師と動物実験委員会による審査を経てSOP化されていなければならない。緊急処置には滅菌された器材を用いる。

家畜に関する研究では、屠場で得たサンプルを使うかどうかが常に選択肢にあがる。ここでは動物実験計画書の作成や動物実験委員会の審査は必要とされないし、成果基準も要しない。研究に新鮮血液が必要だが、他の臓器は必要でない場合はどうか。研究者はそのために動物を1頭使うのか、それとも地域の農家から血液だけを入手すべきか。演者は後者を強く推したい。

家畜の輸送にも課題があり、ILARの出版物である「実験動物の人道的輸送に関するガイドライン」Guidelines for Humane Transportation of Research Animals (NRC 2006)にはそのことが詳しく記述されている。通常のバイオメディカル施設とは異なる施設で飼育される家畜の成果基準には、ワクチン接種と駆虫が必要であろう。このような動物は感染症にさらされるかもしれない。

公益機関の見解[5]

1951年に設立された動物福祉協会(以下、「協会」という。) Animal Welfare Instituteの立ち位置は、研究者と動物実験反対派(anti-vivisectionists)の中間

---

[5] 本セッションはKenneth Litwakの発表にもとづいており、ここに記載されている発言は全米科学・工学・医学アカデミーによって支持または検証されていることを意味するものではない。

点である。研究室、農場、家庭内そして野生生息域を含むあらゆる動物の所在地で、人がもたらす苦痛が軽減されるように動物を取扱うように求めることで動物福祉法を強力に推進する。実験動物については飼育や取り扱い方法の改善を模索するとともに、代替法の開発ならびに実践を奨励している。「協会」には 2015 年の夏に発刊予定の Comfortable Quarters を含む多数の出版物がある。Comfortable Quarters の執筆者は研究領域で働く獣医師、飼育技術者および科学者で、実験に用いられる大部分の動物種に対応した最新鋭の施設も紹介する。

「協会」は苦痛の軽減とエンリッチメントに関するデータベースを作成し、年 4 回の頻度で更新している。また、実験動物の取扱いとエンリッチメントの改善を目的とした研究活動に補助金を支給する。実験動物の苦痛軽減とエンリッチメントフォーラム Laboratory Animal Refinement and Enrichment Forum に資金を援助するが、このフォーラムは 300 人以上の獣医師、技術者および科学者が参加して苦痛の軽減方法について議論し、また、成果基準に関する質問に回答するオンライン討論会である。本フォーラムの成果は 3 冊の出版物にまとめられ、まもなく 4 冊目が出版される。

成果基準への「協会」の関与は 1985 年、実験動物法の基準改正 Improved Standards for Laboratory Animal Act に始まった。このなかでイヌの運動に関する最少要求事項が明文化され、サル類への心理学的エンリッチメント適用が推奨された。最終的に制定された法令で農務省はそれら要求事項を満たすために、施設が自ら計画を立案することを承認した。それから 6 年後、研究所がはたしてこのような計画を立案したか、計画の内容は法に準拠しているか、計画通りに実施されているか、そしてこれらの事項を農務省がどのような方法で把握しているのかを知るべく、Animal Legal Defense Fund などの団体が訴えを起こした。5 年後に起きたもう 1 件の訴訟で同原告団は、サル類に対するエンリッチメントの基準公布が理由もなく遅れていることを取り上げた。当初、法律には基準を取り入れない前提で作業が進められたが、2000 年のアピールでこのルールが逆転した（Animal Legal Defense Fund, 2000）。

「協会」が成果基準に関して最も懸念していることは、誰が責任をもって基準の適切性を判断するのかである。数値基準ではなく成果基準を用いるとすれば、少なくともサル類のウエルビーイングについてはよく考えてほしい。成果基準にはディーラーや展示者のほか、実験動物を開発し、文書にまとめ、心理的エンリッチメントが発揮されるようなサル類の飼育環境を作出する研究機関が関与している（CFR 2012）。専門家が作成し、関係者に容認された基準を満

郵便はがき

164-8790

040

料金受取人払郵便

中野局承認
6172

差出有効期間
平成30年5月
31日まで

東京都中野区東中野 4-27-37
**(株)アドスリー
編集部 行**

お名前	フリガナ (	)	
		ご年齢 ( )才	男・女

ご住所 (〒   －   )

TEL (－   －   )　FAX (－   －   )

E-mail

ご所属

業種	□教育関係者　□研究機関 □医療関係者　□会社員 □学生　　　　□その他 ( )	職種	□会社役員　□会社員 □教員　　　□研究員 □学生　　　□その他 ( )

Adthree Publishing Co., Ltd.　　http://www.adthree.com/

■**出版事業部**
　医歯薬・理工系を中心とした専門書出版、テキスト出版、自費出版。
■**シンポジウム事業部**
　各種シンポジウム・学術大会の運営、開催をトータルにサポートします。
■**学会事務局**
　学会事務に関わる様々な業務を代行いたします。

ご購入いただき誠にありがとうございます。
お手数ですが、下記項目にご記入いただき弊社までご返送ください。

ご購入書籍名

本書を何で知りましたか？
　□ 弊社図書　□ 弊社HP　□ 雑誌およびメディア紹介　□ 広告
　□ 書店　□ その他（　　　　　　　　　　　　　　　　　）

本書に関するご意見をお聞かせください。
　内容　　　（大変良い・普通・良くない）
　　　　　　（わかりやすい・わかりにくい）
　価格　　　（高い・適正・安い）
　レイアウト（見やすい・普通・見づらい）
　サイズ　　（大きい・普通・小さい）

[具体的に

                                                                                    ]

上記関連書籍で良くお読みになられる書籍（雑誌）
[

                                                                                    ]

関心のあるジャンル（最近購入したもの・今後購入予定のもの）
[

                                                                                    ]

今後、具体的にどのような書籍を読みたいですか？
[

                                                                                    ]

弊社発行の書籍およびシンポジウムの案内を送らせていただいております。
今後、案内等を希望されない場合には下記項目にチェックをしてください。
　　　　　　　　□ 希望しない

第4章　末端ユーザーの見解

たすとともに、動物を傷つけることなく種固有の行動が発揮されるような物理的環境を伴った実験計画でなければならない（同上）。基準の専門的な側面を誰が定義するのかが見えない、成果基準の問題はその漠然とした呼称である。どのくらいの数、どのくらいの種類のエンリッチメントが必要で、どのようなエンリッチメントなら容認されるのかもよくわからない。何が正常で、何が異常なのかがわからないことも混乱に拍車をかけている。これらすべてが「協会」に難問となってのしかかり、解釈はいろいろできても実践は不可能、といった状況が生じている。

　成果基準、数値基準それぞれが示すところの望ましいサイズが必ずしも一致しているわけではない。サル類のケージサイズを例にとれば、数値基準は最小限の数値を満たすように求めているのに対し、成果基準は動物が正常な姿勢を保ち、自由に動くことのできるスペースを求めている。体重9.07キログラムのカニクイザルでは両基準の衝突が起こる。すなわち、そのようなカニクイザルの典型的な体格を38.1×55.88センチメートル、尾長は40.64～66.04センチメートルとすると、数値基準を当てはめるならば必要床面積は0.40平方メートルとなるが、そのような大きさのケージでサルは正常な姿勢を保つことはできない。正常な姿勢についてとくに定義されてなければ、どちらの基準を適用すればいいのか議論すらできない。

　「協会」の視点から見た理想は、1999年に農務省が発表したサル類の心理学的ウェルビーイングを満たす環境エンリッチメントに関する政策案 Draft policy on environmental enrichment to promote psychological well-being of non-human primates に示されている。網羅的かつ学術的に記述された本政策案にはサル類が必要とする行動の典型例が示され、環境エンリッチメント計画とともに、その達成に必要な要素も記述された。さらに案には関連する文献が一覧され、汎用されるサル種に必要とされる環境条件、そしてエンリッチメント技術の例も掲載された。だが残念なことに、この政策が日の目を見ることはなかった。

　数値基準にせよ成果基準にせよ、動物実験委員会が承認した特殊な実験計画や、選任獣医師の判断に基づく例外措置はつきものである。「協会」の視点でいえば、両者が同調しているという前提のもとで、成果基準は数値基準による裏付けがあれば容認されるであろう。しかし、数値基準の代替として成果基準を容認することはできない。研究機関の従事者が最小限の数値基準を上回る数値目標を設定し、また、すべての動物が環境エンリッチメントを必要としていることに気づいていただければありがたい。

認証機関の見解[6]

「指針」第7版の出版はAAALACに転機をもたらした。実験動物施設の管理と運営については成果に基づく評価と基準が、動物のケアと使用に関するプログラムの策定と実践については柔軟な対処が、それぞれ基本コンセプトとして組み込まれたからである。動物福祉を推進する方法に関して得られる正解は一つではない。このことがAAALACの業務を一層困難にした。「指針」はAAALACが評価基準に用いる3つの主要参考資料のひとつである。他の2つは「家畜指針」とETS123の付則A（欧州評議会2006）であるが、いずれにも成果を基本に置いた表現が含まれている。

「指針」の第8版は成果基準をそれ以上に展開した。このことがAAALACにとっては課題になっているが、その例を示そう。

> 「平底ケージ、給水ビン、給水チューブには通常は週1回の消毒が必要である。ケージや飼育器の型式によっては、これより少ない頻度の洗浄・消毒でよいかもしれない。そのような例として、飼育密度がきわめて低く、高頻度で床替を行っている大型ケージ、高頻度で床替えするノトバイオート動物のケージ、個別換気型ケージおよび特殊な条件下において使用するケージがある。」

第7版は施設に対して、ケージ、給水ビン、給水チューブを週1回以上洗浄・消毒するよう求めていて、この時点での施設の評価は容易であった。第8版はケージの型式や飼育条件に配慮して消毒の頻度を緩和したが、「低頻度でよいかもしれない」という表現には頻度に関する定義が含まれていない。その結果、AAALAC評議会ではこのような場合の成果基準をどう評価したらいいかについて議論が沸騰した。評議会は施設の成果基準を評価するための成果基準を策定し、動物の健康やウエルビーイングを損なうような問題の発生例とケージの洗浄頻度との関係、すなわち週1回以上洗浄しているかどうかとの関係について調べることとした。ケージの洗浄頻度が1週間に1回以下、2週間に1回以

---

[6] 本セッションはJohn Bradfieldの発表にもとづいており、ここに記載されている発言は全米科学・工学・医学アカデミーによって支持または検証されていることを意味するものではない。

第4章　末端ユーザーの見解

上で、個別換気のケージを実践基準として使用している場合、動物実験委員会はこのことに気づいてケージ内環境にどのような影響があるかを検討すべきであるが、それほど厳しい審査は求めないこととする。しかし洗浄の間隔が2週間以上である場合、動物実験委員会はケージ内環境に問題はないかどうかを厳しく審査し、それが動物の健康やウエルビーイングに悪影響を及ぼすような措置ではないことを、できればデータチェックで確認する必要がある。

　現場調査に際して調査員の心をよぎる精神的試練も、「指針」に含まれる単純な課題のひとつである。高所から「指針」を見れば何を求めているかは明白であるが、どのようにしてそれを成し遂げるかについて「指針」は事実上無言である。これは、「指針」の著者の一部が意図的に設置した課題であり、この課題にどう対処するかを施設に自ら決めさせるものである。

　第8版が提起する第2の重要なコンセプトは、専門家の判断が現場調査の結果に大きく影響するということである。専門家の判断に対するAAALACの考え方は、一人の専門家ではなく合議体の判断である。そしてAAALAC評議会が考える優れた成果基準とは、精密で具体性があり、目標が規定されているとともに、目標の達成を判定するための評価基準と方法が詳細に記述されているものをいう。

　成果基準の作成に関連して、おもにげっ歯類を飼育する施設を想定してAAALACが行っている調査員の訓練を紹介する。AAALACの調査も間近だというのに、施設の管理者には衛生管理が「指針」に適合しているかどうかが分からないという想定である。そこで施設の担当者は、成果基準の指標または目標となるものを「指針」で探そうとした。この施設が目指すところは病原体を減らし、もしくは除去できる範囲での洗浄時間の短縮である。この目標に向けて施設は出版物、職員の経験、さらに製造業者から得た情報を用い、ケージの消毒方法について詳しく規定しなければならないであろう。それには、可能ならケージ洗浄機を導入することと、必要となれば用手洗浄に関する手順書を作成することも含まれるであろう。評価基準には、飼育や衛生管理の記録、ケージの目視検査、温度感知テープによる洗浄効果の判定、そして適否判定基準に照らした生物発光および微生物学的検査成績の分析が含まれるであろう。判定の手段としては、日常作業に関する手順書、微生物モニタリング記録の定期的確認、そしてケージや作業記録ならびにその他の記録類に対する責任者のチェック、さらには機器の定期的な保守点検が含まれるであろう。

　国際的視点もしくはプログラムへの対応措置を勘案した、「指針」の例外に

ついて簡単に説明する。基準の定義に一部合致しないような実技を研究所が開発したり、実践したりすることの必要性が生じたとき、また、プログラム全体にそのような実技を適用しようとした場合、AAALACはこのような実技を国際型の例外あるいはプログラム対応型の例外として扱う。このような例外を認めた経緯は、ある研究所に固有の形態や必要性に端を発している。その研究所は、施設の特異性とデータの分析結果を勘案して評価するようAAALACに求めた。その結果、施設が「指針」に匹敵する基準を満たしており、動物の福祉と科学上の要件を保っていることが立証された。

　最後に、主として歯科領域の研究のために多数のイヌを自家繁殖している大規模研究機関を訪問調査したときの体験を紹介する。この研究所は相性のいいイヌによるグループ飼育と、実験終了後の屋外飼育を目指していた。グループ飼育は研究にも有益であったが、調査でペンのサイズが「指針」の推奨値よりわずかに小さいことが指摘された。このことについて質問したところ、2つの選択肢について検討したと研究者は答えた。数値基準に従えば「指針」を踏まえて各ペンから1頭ずつ収容数を減らすことになるが、成果基準を踏まえるならば、イヌと科学研究の両方にとってもっとも好ましい飼育を模索することになる。施設は目標をどこに置くかを検討し、科学的視点からグループの大きさと動物の齢をもっとも重要な因子に位置づけた。社会性を反映した飼育とイヌ同士の相性も重視した。「指針」に準拠してグループ飼育したイヌと、0.5頭分超過の状態でペン飼育したイヌの比較を評価基準におき、技術者と従業員が1年間にわたり常同行動や異常行動の発生を調べ、実験データへの影響を検討した。1年後、動物実験委員会、選任獣医師、研究者がデータを解析したところ、成果基準を踏まえて飼育された群では社会性のあるグループがより多く形成され、常同行動がほとんど見られず、出産率が高く、少ない動物数でバラつきの少ないデータが得られたことがわかった。このような結果をもとに研究者と従業員は成果基準を策定し、それが、AAALACが取り上げる3要素(専門家の意見を反映、信頼性の高い判断、チームによる取組み)に適合することを確認した。以上の説明を受けたAAALACの調査員は、策定された飼育の成果基準を妥当なものと評価した。

第4章 末端ユーザーの見解

午後のセッションのまとめ

　Paul Lockeは、それぞれの発表で成果基準に向けたさまざまな取り組みが紹介されたことに言及した。最初の2題の演者 Lipman と Vasbinder および最後の演者 Bradfield は、仮説に基づく研究計画の立案に対し、事例を踏まえた取組みが成果基準に実効を与えるかどうかについて説明した。このような方法には科学的な実験の進行、データ収集、手技の開発、評価という一連の作業のなかで、研究がどのように進行するかを模写できるという利点がある。
　次の2名の演者 Bryan と Carter はそれとは異なる状況、すなわち多様な取り組みが可能であり、1種類の方法では対応できないような事例について示説した。Locke はこのような状況について、事実に関する調査とともに、明確な仮説を設定せずに評価を続ける姿勢が必要であると述べた。特殊な状況であっても少ない動物数で最高の科学が実施されるように、動物福祉について高い基準を目指すべきであることをいずれの演者も強調した。
　最後の2名の演者 Litwak と Bradfield は、Locke が指摘したこと、すなわちシステムはどのように動くのか、それとも動かないのかといった興味深い視点に踏み込んでいた。このことについて Locke は、多くの事例で成果基準は漠然としており、成果基準に対して多くの努力が費やされたとしても成果基準の判定がどのようになされ、どう評価されるかについて全員の理解を得ることは難しいであろうとする Bradfield の意見に注目した。6名による講演が終わった後で Locke は、成果基準という概念を明快に説明できるような取組みがはたしてできるかどうかについて疑問を投げかけた。この作業は動物実験委員会に負荷をもたらすことになるが、研究機関としては測定が可能で、評価し得るものであり、説明責任を果たせるような成果基準に仕上げなければならない。

討　論

　オンライン参加した David Anderson が最初に Vasbinder に質問した。イヌに対する毎日15分間の運動の必要性と、ケージ内で社会的な運動がなされている場合、必要とする運動時間を変えられるかどうかについてである。Vasbinder の回答は次のとおり：1頭当たりに必要な社会的運動時間が15分間である。社会的な運動になじまないイヌは飼育員がついて個別に運動させている。それにはイヌが走れるような細長のスペースが望ましい。

次の質問もオンライン経由で、最新の獣医学的処置と適切な治療方法の適用を成果基準では勘案する必要があるかどうかを演者全員に訊ねた。質問者は例として、治療や処方箋の作成に最新の獣医師免許が必要かどうかを挙げた。免許所有者である Bryan は、ある種の薬剤の野外使用で経験された麻薬取締局の免許 Drug Enforcement Administration license に関する興味深い事例を紹介した。この問題は最近になって解決したという。彼は連邦の獣医官であるが、当局は彼のジョージア州とコロラド州の免許は連邦の所有地でも有効と認識している。彼と同僚の獣医師全員が免許を維持し、継続した教育訓練を受講しているという。

ミシガン大学医学部の Robert Dysko が、成果基準のバリデーションはどの程度の頻度で行うべきかを質問した。Vasbinder は次のように答えた：実務と認識とのあいだにずれが生じる可能性があり、よってプログラムには再評価が必要である。GSK はこの作業を外部のコンサルタントに依頼している。また、計画立案と評価について助言する委員会（advisory panel）を設置し、3～4年ごとに会合を開いている。続いて Bradfield が AAALAC の立場から、進行中の成果基準の定期的な再評価に関する戦略について質問した。AAALAC の場合、再評価の定期的実施は想定しているものの適切な回答が思い浮かばないという。彼の前職の研究所では、感染症に関する特殊な研究に関して動物実験委員会が毎月基準を見直していた。しかし、危険度が低く状況もあまり変化しないような成果基準に関しては、それよりはるかに少ない頻度で十分であろうと述べた。

ノースダコタ大学の Malak Kotb は、ケージの消毒が動物の腸管微生物叢に及ぼす影響を調べたことのある演者がいるかどうか、そしてそれが実験結果に影響を及ぼしたかどうかを質問した。それに対して Bradfield は、微生物叢の形成にケージ内環境が大きく影響することを証明した研究があれば、研究所が実施する、もしくは研究に固有の衛生管理について細かく規定しておく必要があるかもしれないと述べた。

Judy MacArthur Clark は Bryan と Carter が数値基準と成果基準の齟齬にどのように対応したかを発表したことについて、そのような齟齬を数値基準の問題点とすることに疑問を呈した。Bradfield はそれが AAALAC 評議会の苦悩そのものであるといい、ある研究所でうまく機能した方策が他の研究所もしくは他の事例にも当てはまるなどと発言したことは一度もないと付け加えた。数値基準は出発点であり決め手でもあるが、AAALAC からみれば、限られた情報や

第 4 章　末端ユーザーの見解　　　　　　　　　　　　　　　　　　　　　　　　　　55

ケージサイズだけで過密飼育であるかどうかを判断することは妥当性を欠いている。数値基準だけでなく、もっと広範に検討することが動物にとっても科学にとっても適切であることは明らかである。

　Carter は、動物実験委員会、選任獣医師、飼育技術者には成果基準を評価するとともに、それがよく機能しているかどうかを判断する機会が与えられていることをしっかり自覚してほしいと述べた。Vasbinder は、ケージ内環境や他動物との接点を勘案することで、飼育スペースを広げなくても種それぞれの必要性について建設的に考える機会が得られると述べた。例えばイヌは平らな天井を取り付けることで天井に飛び乗ったり、天井の下に隠れたりできるようになり、ケージのスペースを広げることなしにエンリッチメントを豊かにすることができる。

　成果基準を開発・試行し、バリデーションするために研究機関が払った努力の量を AAALAC は考慮すると Bradfield が述べた。ある研究所では、イヌの飼育に関して最善と思われる方法がデータに基づいて意図的に選択された。AAALAC 評議会は、同研究所の動物実験委員会はなすべきことをした、結論を明確に説明したと判定した。関連して Bryan は次のような見解を述べた。野生区域ではいずれのプロジェクトに関しても、すべて立場ごとに判断する必要がある。野生動物を対象とする実験を審査する動物実験委員会は、現存する数値基準からの変動値があれば、その合理性について研究者に説明を求めなければならない。野生動物区域には数値基準は馴染みにくいと彼は考えている。

　Lipman は、数値基準が正しいと仮定しても、どのような場面でも常にそうであるとは限らないとコメントした。Steven Niemi は、すべてではないにせよ、数値基準はそのように呼称される以前は作業標準であったと述べるとともに、自由裁量の要素があったかどうかについて質問した。数値基準の適正性はさておき、彼の関心事は数値基準を超えた基準を業界が目指しているかどうかである。

　Niemi は国際的に適用される指針の変更について、研究機関が自前のデータを用いてバリデートすることを AAALAC は期待しているかどうかを Bradfield に訊ねた。それに対して Bradfield は、それは AAALAC が想定するところであるが、忠告もあると答えた。結果が他の研究所にも当てはまることを証明できるなら、AAALAC は外部データに基づくバリデーションに同意するであろう。しかし実際のところ、そのような経験はめったにないという。

　Lipman は「指針」の改訂に長期間を要したことについて、新しい情報が利

用できるようになり、繰り返しの評価を経て普遍的な成果基準の基礎に仕上げたいという指針委員会の意図の表れであると述べた。Bradfield が示したイヌの飼育に関する例について Vasbinder は、3 R を踏まえた実験計画が作成されることなしに子イヌの飼育を動物実験委員会が認めたらどうなるのかを訊ねた。Bradfield はその様なシナリオに興味はあるものの、AAALAC 評議会としてはたとえ有効な合理性が示されたとしても、強制力のある事例とは考えないであろうと推察した。彼は、AAALAC 評議会が望むところは動物実験委員会の決定がきちんとなされ、注意深く、そして思慮深く伝わることであると述べた。

　Cathy Liss が Vasbinder に、どのイヌの実験もうまくいかなかった場合の代替策は考えているかどうかを質問した。それに対して Vasbinder は、実験が合理性のある結果をもたらさなかった場合、次の段階では行動に注目してどのような運動が望ましいのかを同定するが、結果がどうあれ、別の実験を実施することになると述べた。そしてそのような実験が媒体となり、合理的な結果が期待される方法が開発されるであろうと結んだ。

　Liss は社会性のある飼育に力点を置いた講演を評価するとともに、各演者の所属機関が社会的な飼育とそれ以外の要素との間で、重要性をどのように重みづけしているか訊ねた。Vasbinder は、GSK のプログラムに関わる行動学者はイヌとサル類に関しては社会性を最も重視していると答えた。Bradfield は、「指針」第 8 版はこの問題を重点的に取り上げているが、知見が十分でないことからその判断は複雑であると述べた。たとえばウサギでは適正な群飼育を示すデータが得られていないし、成熟したオスのアカゲザルに関して、どのようにすれば折り合いの良いグループを作ることができるのかを知るために何年も費やしてしまった。Carter によれば、社会性のある飼育は研究者にとって最重要課題になりつつあり、個別飼育する研究機関はあまり見られなくなったという。

5

成果基準の策定と実践の具体的な進め方[1]

　ワークショップの2日目は Guy Mulder の発表で始まった。演者はチャールス・リバー（CRL）社の獣医専門サービス部門の最高責任者であり、ノースアメリカン・リサーチモデル・サービス部門の選任獣医師でもある立場から、実験動物のトップブリーダーである CRL がどのようにして成果基準を策定したかについて説明した。成果基準の策定のための標準的な手続きを CRL は定めている。手続きには提案の仕方と提案に用いる様式が含まれ、それによって段階的な作業の実践、整合性の確保、そして再評価を想定した意義づけがなされる。CRL は成果基準による評価を 1997 年に開始した。演者は 10 年前に CRL に入社して以来、成果に対する評価の経緯を綴じたファイルに目を通すことができた。このファイルには、個々の評価に際して会社が下した決断の裏付けデータがまとめられている。

　「指針」が示す推奨事項に手を付けるとしたら、動物への影響が「指針」と同レベルかそれより穏やかであることを CRL の原則としている。しかし、「指針」からの逸脱が「指針」の最小推奨値を満たさない場合、動物福祉を害するかもしれない変更に関してはすべて測定が可能であり、かつ、そのことが記録に残らなければならない。ここでの課題は、新たな変更が代替法としてきちんと評価されるように、指標となる測定値を適切に規定することである。

　「指針」第 8 版の発刊にあわせて CRL は「指針」との相違点を見出し、推奨事項からの乖離を同定することで「指針」と現実とのあいだのギャップを分析した。演者は、「現行には社員の多くが 10 年、20 年あるいは 30 年の歴史のな

---

[1] 本セッションは Guy Mulder の発表にもとづいており、ここに記載されている発言は全米科学・工学・医学アカデミーによって支持または検証されていることを意味するものではない。

かで実施してきたことが多々含まれていた。「指針」はそれとは異なる方法で実施するよう助言している。なぜ、これまでと違う方法にするのか、なぜ今、変えなければならないのかを考えるためには時間が必要だった。」と述べた。「指針」の推奨に反論できるような科学的、実践的あるいは動物福祉的な根拠が現行法に見いだされたならば、「指針」の推奨内容を目標に成果基準を策定し、それと現行法を比較するなかで、現行法を改めて評価する機会を得たととらえることもできる。

　成果基準を策定するときに最初にしなければならない作業は、目指す成果と目標を設定し、新しい代替法がもたらす成果の測定方法を定めることであるが、そのために必要なことは文献検索と企業としての最善策の確認である。次の段階で行うべきことは評価に関する企画、立案、実行であるが、CRL は施設関係の専門家や監査役に、実務を遂行するときの目のつけ所について相談した。動物実験委員会の審査・承認をもとにした評価には、代替法と「指針」の推奨事項との直接的な比較が含まれるが、多くの研究所がとる方法は演者が専門家や監査役から学んだこととは異なっていた。動物実験委員会は評価結果を審査し、それによって代替法を承認、非承認または要修正に区分した。ひとたび承認されたら、承認後のモニタリング（post-approval Monitoring: PAM）を年1回の頻度で実施する。

　このような工程に関わる主要な関係者には、当初からの動物実験委員会に加えて、選任獣医師、動物を使用する研究者、実験計画、器材あるいは実験結果を解析する専門家、さらには獣医師であるか否かに関わらず、詳細な知識と洞察力を発揮することの多い飼養者など、施設の管理者が含まれている。

　CRL は、「指針」に対する例外措置の申請に用いる専用の様式 Request for Exception to ILAR 2011 Guide Recommendations form を準備した。これは実験計画書の一種であるが、仮説と推計学による分析の欄を設けてある。例外の対象となる実験処置や実技、それにより影響を受ける動物種、指針の推奨に対する例外措置の内容、例外措置の合理性、そして合理性の判断に必要な成果の評価基準とその方法を記述する。飼育密度の例外措置に関する記述は 18 ページにも及び、参考文献の要約とともにその分野における CRL の取組みについても記述することが求められた。

　実験計画が承認され、実験が終了したら、結果の要約を記述した様式が審査・承認のために動物実験委員会に戻される。変更が承認されたら次は様式の最後にある承認後のモニタリング（PAM）であるが、これについても動物実験委員

第5章 成果基準の策定と実践の具体的な進め方

会の承認が必須である。成果基準を踏まえて「指針」の変更あるいは例外措置として扱った事例に、マウス・ラットの飼育密度、ケージ交換頻度、異種のげっ歯類の同室飼育、給水ビンの消毒頻度がある。いずれに関しても、演者のチームは質問事項ごとに評価基準を作成した。

「指針」第8版の出版時にCRLが感じた飼育密度に関する懸念のひとつは、第7版にはなかった「雌親プラス産子」という新しいカテゴリーである。文字通り解釈すれば、ケージに雌1匹と産子、そして繁殖用の雄を飼育することになるが、CRLの標準的なケージは「指針」に記述されたスペースを必ずしも満たしていない。さらに、多くのマウス系統では同じケージでもう1匹の雌を飼育し、雄は2匹の雌と繁殖群を形成する。「指針」が推奨する飼育密度に照らすと、CRLが使用しているケージでのそのような飼育方式は適切とはいえない。「繁殖方式を新指針に合わせるということは、第8版が公表される前に新しいケージを導入しスペースを確保したうえで、以前と同等の生産効率と産子を得ることを意味していた。」と演者は述べた。CRLから見ると、スペースの新しい推奨値は、現行の繁殖密度が動物に有害であることを示すデータがあるかどうかの問いかけでもある。

そこで、変動幅を勘案して開発したケージをマウスとラットの繁殖施設2か所で試した（訳注：変動幅（variance）とは、推奨値（recommendation）を中心に置いた例外措置の許容範囲を指す。上述のように代替法（alternative）という呼称も用いられている。代替法として承認されるためには、その妥当性を示す論拠が必要である。）ただし、実験処置した動物は除外した。CRLは長年にわたり、内部監査、専門家の判断、そして集積した知見を根拠に飼育密度を修正してきたし、将来においてもこのことは継続される。変動幅の妥当性を示すには、変動幅を設けることの必要性が文書で明確に説明されていることに加えて、現行の飼育密度が動物福祉に影響しないことを示すデータと、現行のスペース配分が飼育スペースの定義に合致することの説明がなければならない。変動幅を提案した理由には、繁殖施設のげっ歯類に必要なスペースについて取り上げたピアレビュー付の参考文献が存在しないと「指針」が述べていることも関係している。

過去の研究結果を利用することに加え、「指針」の推奨内容を想定してより多くの測定値や指標を実験に取り込んだ。たとえば、雌親と産子に悪影響を及ぼすことなく産子が離乳できるように、スペースの確保を求める「指針」に対して、現在の飼育密度が要件を満たすかどうかをさらに詳しく調べるため、新

たな実験では離乳子の発育や成熟とともに雌親の健康状態についても検討する必要があった。どのような成果基準が評価に必要であるかを演者と5名のチームが議論した結果、測定項目には動物の健康状態、行動および生産指数に関するカテゴリーが必要であった。データ収集は評価や承認後のモニタリング（PAM）に混乱が生じないよう、標準的な生産の場で行うこととした。

多数の現場的な課題を勘案して、ストレスの指標によく用いられるテレメトリを用いた心拍数の測定や複雑な行動解析などは行わず、すなわち機器に頼ることなく成果を測定することとした。また、評価は繁殖施設のすべての系統に対してではなく、代表する一部の系統について実施することとし、さらに、北米に多数設置された施設の飼育環境はどこもほとんど同じなので、施設を絞って実施することとした。得られた結果は繁殖の現場で測定できた一連の項目であるが、一部については行動測定室で測定した。

次に、飼育密度の変化がもたらすであろう事象を考え、動物に悪影響を及ぼす可能性が高い測定項目に絞った。哺育中の雌あるいは繁殖群のケージスペースに関しては、繁殖効率、発育、一般的な健康状態、攻撃性および常同行動を測定することが適切と考えられた。ケージの交換頻度に関する成果基準に関しては、ケージ内湿度、アンモニア濃度、および汚物から発生するその他のガスが妥当な測定項目と思われた。

繁殖に関する成果基準を作成するため、週当り1匹の雌から離乳する産子数（生産指数）、一腹の出生数、離乳数、性比、離乳時体重、出産間隔、最初のプラグ確認時期および膣開口時期を含むチェックリストを作成した。CRLに共通する系統のデータは資料として公表されているが、行動学的評価に関してはケージ内スペースの利用と母獣の産子に対する攻撃、離乳子と成獣とのあいだの攻撃や闘争に焦点をおいた。そのほか、抜毛と常道行動の発現やケージ内スペースの利用も課題であり、チームはそれぞれのパラメータについてスコア方式を採択した。ほとんどの観察項目は行動担当者の指導を受けた飼育者がバリアの中で実施できたが、スペースの利用に限っては静かな行動実験室で測定することとした。ビデオ装置を用い、繁殖群の48マウスケージと32ラットケージの産子を同時に24時間、明・暗期を通じて記録した。臨床項目には動物の衰弱と死亡、安楽死処置、体調に関するスコア、そして離乳時から10週齢までの体重曲線が含まれていた。

演者は、闘争と攻撃（図5-1）、抜毛行動（図5-2）、常同行動（図5-3）の測定による行動学的評価を例に、スコア方式について説明した。職員は行動観

第5章　成果基準の策定と実践の具体的な進め方

察の教育訓練を受けているので、日常管理もしくは週単位の業務を行うなかでとられた記録には整合性が取れていた。収集され、整理されたデータが解析のために行動学の担当者に送られた。

創傷スコア	
0＝なし	創傷を認めず
1＝軽度	打撲または軽度の掻き傷、かすかな皮膚の破損、損傷部位は合わせて1cm未満、獣医学的ケアは不要
2＝中程度	皮膚が破損、損傷部位は1-1.5 cm、場合によっては獣医学的ケアが必要
3＝重度	複数個所の損傷・重度な潰瘍・打撲、損傷部位は1.5 cm以上、獣医学的ケアが必要、治療または安楽死処置の対象

図 5-1　闘争ならびに攻撃行動に関するチャールス・リバー社のスコアシステム：Mulder の講演スライド 22 より

0＝抜毛なし	脱毛を全く認めず（鼻の周りを含む）
1＝軽度抜毛	30％以下の脱毛
2＝中程度抜毛	50％以下の脱毛
3＝重度抜毛	75％以下の脱毛
4＝完全抜毛	

図 5-2　抜毛に関するチャールス・リバー社のスコアシステム：Mulder の講演スライド 22 より

行動指標	定義	持続期間
バー噛み	ケージ蓋の金属バーを発作的に繰り返し噛む	回数と持続時間を計測（頻度、持続時間、強度）
跳躍	発作的な飛び上がり／飛び降り、ケージの角を肉球で掻く動作	回数と持続時間を計測
歩調	目的のない歩行（旋回はない）	回数と持続時間を計測
旋回／宙返り／追尾	目的のない歩行とよじ登り、旋回は2次元の動作で尾を口に入れる場合もある。宙返りは3次元の動作	回数と持続時間を計測

図5-3 常同行動に関するチャールス・リバー社のスコアシステム：Mulder の講演スライド23 より（Wurbel and Stauffacher 1996 を改変）

　どの系統を、あるいはどの遺伝子型を評価すべきかについて慎重に検討した結果、マウスでは研究に最も汎用され遺伝子組換えマウスの背景系統としても利用される近交系のC57BL/6 と、アウトブレッドとして最もよく使われているCD-1（スイスマウス）を、ラットではアウトブレッドのSprague-Dawley（CD）と近交系のBrown Norway を選んだ。これらはCRL の主な生産動物であり、研究にも多用されている。

　動物実験委員会に提出された動物実験計画には、獣医師、げっ歯類に経験を積んだ行動学者、動物実験委員会委員、生産責任者および飼育技術者からなる大規模なチームが参加し、チームメンバー全員に実験計画を吟味する機会が与えられた。動物実験委員会の承認が得られ、データ収集が始まったのち、各グループが得た結果に食い違いが見いだされた場合はどうしたらいいかについてチームは議論した。食い違いは問題点の発見に役立つかもしれないし、動物福祉を損なうことなく新しいケージに動物が順応していることを示しているのかもしれない。たとえば、げっ歯類の飼育室の温度は一般に温熱中間帯 thermal neutral zone より低いが、体を寄せ合ったり床敷や巣材に潜ったりすれば温度に順応できる。

　飼育密度の評価にはラテン方格（Latin square factorial design）を用いて実験をデザインした。ケージのタイプや大きさ、繁殖条件、そして3通りの系統が変数である。マウスの繁殖条件についていえば、交配させたのち雄を除いた雌

第5章 成果基準の策定と実践の具体的な進め方

と哺育子のみの飼育、雄と雌をペアで飼育し、かつ哺育子を有する飼育、そして雄と雌2匹でトリオ飼育した場合である。ラットには2つの交配方式があり、雄と雌を短期間同居させたのち雄を分離する場合と、雄雌のペアを維持する場合である。

　ケージサイズの選択は予想以上に困難であった。CRLが使用しているケージを2011年の指針と比較する計画であったが、文献を調べ行動学の専門家と議論したところ、サイズだけ比べた限り両者のあいだに有意な差異はないことから、そのような方法に対して疑問が発せられた。代りに市販品のなかから最小と最大のケージを選び、CRLのケージと比べることにした。実験に用いたケージは次のとおりである。

マウスケージ
- 226 cm^2 最小ケージ
- 305 cm^2 CRL の標準ケージ
- 432 cm^2 「指針」に適合したケージ
- 800 cm^2 最大ケージ

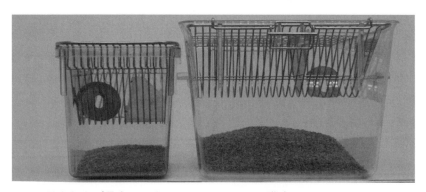

図5-4　最小および最大のマウスケージ：Mulder の講演スライド32より

ラットケージ
- 580 cm² 最小ケージ
- 758 cm² CRL の標準ケージ
- 903 cm²「指針」に適合したケージ
- 1355 cm² 最大ケージ

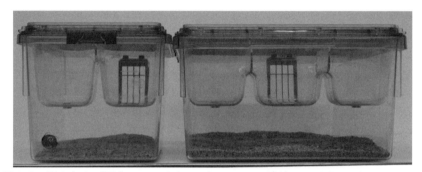

図 5-5　最小および最大のラットケージ：Mulder の講演スライド 33 より

　最終的な結果は近々公表されるであろうと前置きして、演者は予備的な知見を紹介した。その1つはあまりにも小さいケージに関することである。驚いたことに、マウスに関しては繁殖効率に低下は見られなかったが、CDラットでは繁殖効率が低下し、体表が著しく汚れた。最小ケージの雌と離乳間近のマウスは明らかに過密飼育の状態にあり、このケージを繁殖実験から除外することに全員が同意した。

　成果を指標に置いたときにCRLの標準ケージ、「指針」に適合したケージおよび最大ケージのあいだで観察された有意差は1つだけであった。成獣が示したそのような行動の変化はこれまで文献に報告されたことがなく、実験者は「四隅での不動化」（corner inactivity）と名付けた。このような行動は典型的には2週齢以降に認められ、どのケージでも観察されたがとくに小型のケージで頻発した。雌が大きくなった哺育子から逃れるためには垂直方向のスペースが好都合なのかもしれない。

　得られたすべての結果が動物実験委員会に提出され、いくばくかの議論を経て、現行のCRLケージをマウスとラットの繁殖に継続して使用することが承認された。実験が終了するまでに6カ月間、さらにビデオ画像からの行動に関

第5章　成果基準の策定と実践の具体的な進め方

するスコア解析に6カ月を費やした。実験はおそらく必要以上に徹底的に行われ、それによってデータが再確認された。指標への変動幅がもたらした影響に関し、動物実験委員会は承認後のモニタリング（PAM）の視点から重要な指標を取り上げた年次調査を2年間継続し、3年目の終わりには再評価を行うこと、そして徹底的な文献検索も含めて新規の実験や追加実験が必要かどうかを判断することにしている。動物実験委員会の責任範囲ではないが、生産指数の定期的な調査も行われる。調査には管理責任者と演者自身ないしはその同僚の両者が参加し、指標からの逸脱や変動を検索する。このことは、動物実験委員会に参加を要請しなければならないような問題点の早期発見に役立つかもしれない。

討　論

　実験に使用したケージはオープン方式か、静圧方式か、換気方式かをDiane Gaertnerが質問し、Mulderはバリアでの生産に標準的に用いているオープンケージを使用したと回答した。実験には室内アンモニア等のモニタリングが含まれていたかどうかの質問に対しては、実験の対象ではないが、CRLのバリアでは年4回アンモニア濃度を測定していると答えた。

　MedImmuneのNorman Petersonは公表される知見について、それは標準化されている現場作業に変化をもたらすほど大きなものかどうかを尋ねた。それに対してMulderは、そうとは思わない。評価には施設ごと、研究所ごとのニーズが影響する。どこにも当てはまるような知見があれば、その部分に関しては適用できるであろうと答えた。しかしながら飼育密度に関していえば、文献上ですべてが解明されているわけではないので、実践基準が策定されるまでにはさまざまな条件のもとでの検討が必要であるとも述べた。飼育密度などの疑問に答えるには、結果を比較しやすいような一般的方法も利用できるであろうが、「それには妥当性がある」といった説明もできる。AAALACなどの団体は、すべての施設でそれぞれ個別に検討する必要はないという回答を準備している。

　Paul Lockeは、Mulderの実験結果を取り入れる施設はどのようにしてそれを行うか尋ねた。それに対してMulderは、最初は論文に記述された成果の測定法に注目し、次にそれを取り入れることができるかどうかを検討すると答えた。CRLの結果をそのまま当てはめることが難しい例として、他施設ではあまり使用されることのない大規模生産施設のオープンケージがあり、将来は各種の

換気ケージシステムに外挿できるような換気飼育についても検討してみたいとのことであった。

　David Kurtz は本ワークショップの目標として、また、将来の活動計画として期待していることのひとつに、業界がそれぞれデータを公表・配布するように仕向け、異なる現場で特定の成果基準が適用される時期を推察することがあると述べた。そして新しい指針が出版され、動物福祉関連法規（AWR）が改正されるまでのあいだ、数値基準をさらに適正化し現実的なものにするためには、成果基準の検討で得られたデータを活用すべきであることを示唆した。次に、実験に用いたモデル系統のすべてについて、また、別の動物種について、承認後のモニタリング（PAM）の手続きが確定しているかどうかを尋ねた。それに対して Mulder は、疾患モデル以外であれば通常の方法で問題ない。肥満モデルや糖尿病モデルといった疾患モデルでは飼育密度やケージ洗浄等の指標に異なる考え方が必要であるかもしれないが、今回の実験では取り上げなかったと答えた。

　オンライン参加者である David Anderson は、数値基準の存在が成果基準の作成を妨げているかどうかについて尋ねた。Mulder はそのような場合もあると答え、その理由として、成果基準を策定することの合理性や妥当性を示すより、数値基準に従う方が簡単であることをあげた。

　オンライン経由の別の質問者は、このプロジェクトが完了するまでにどのくらいの時間と資力を費やしたかを質問した。それに対する Mulder の回答は以下の通りであった。CRL はいずれにもかなりの投資をした。博士号をもつ行動学者を雇用し、実験計画の立案、実行、解析に参画してもらうとともに、実験に必要な特殊な機材を購入した。データの収集と解析に 1 年、ピアレビューのある学術誌に投稿するための論文の準備に 6 か月間を要した。これだけ多くの資力を投入できる研究機関はそう多くはあるまい。基礎となる知見の集積に伴い、それに続く研究は小規模データの収集に戻り、それによって公表された研究の関連性が明らかになるとともに、施設ごとに実践されている実務に関してはその妥当性が証明されるよう期待していると結んだ。

6

分科会からの報告[1]

　本ワークショップ2日目の分科会においては、4つの分科会が、実験動物を用いた現在進行中の研究プロジェクトの承認後モニタリング（post-approval monitoring: PAM）というテーマのもとに、それぞれひとつのトピックについて模擬的な成果基準を作成することができた。その結果、成果基準の開発および実施に関わるプロセスをより深く理解することができる。本ワークショップの登録者はすべて、あらかじめいずれかひとつの分科会に振り分けられたので、多様な視点からの討論を行うことができた。それぞれの分科会は、1名の報告者を指名した。4名の報告者は、それぞれの分科会が成果基準を開発したプロセスに従って、成果基準について報告した。それぞれの分科会に割り当てられたトピックは、次のとおりである。
・動物の取り扱いおよび実験処置における人材養成
・職場の労働安全
・動物実験計画における科学的柔軟性（研究における逸脱）
・周術期管理

それぞれのトピックについて、それぞれの分科会は次の課題に取り組んだ。
1. 利害関係者はだれか？
2. なぜ成果基準を開発するのか？
3. 目的は何か？ および（または）望ましい成果は何か？

---

[1] 本章は、本ワークショップにおいて、4つの分科会の報告者によってなされた発表にもとづいている。4つの分科会によってなされた発言は、全米科学・工学・医学アカデミーによって検証されていないし、またかならずしも全米科学・工学・医学アカデミーの見解を反映しているわけではない。

4. 評価基準は何か？
5. 当該成果基準をどのように実施するのか？
6. 実施方法および実施計画はどのようなものか？
7. 当該成果基準の既知または未知の限界、ならびに報告義務はどのようなものか？

動物の取り扱いおよび実験処置における人材養成に関する成果基準

　ファインスタイン医学研究所の前臨床PET（ポジトロンCT）施設の責任者であるSandra Scherrerは、まず利害関係者の一覧を示した。そのなかには、動物実験委員会、機関の責任者、動物ケアスタッフ、研究スタッフ、ならびに動物が含まれる。人材養成に関する成果基準は、適切な動物福祉の実践のすべてを支援するために、首尾一貫したものでなければならない。なぜなら、すべての動物ケアスタッフおよび研究スタッフがよき科学を実践する能力を有することを文書で記録する必要があるからである。

　この成果基準の目的および望ましい結果は、質の高い訓練ならびに一貫性、高い能力、および熟練であるとScherrerは述べた。評価基準は、動物ケアスタッフおよび研究スタッフのための実験後のモニタリングプログラムである。このモニタリングプログラムには、実験終了後における動物の経過観察過程およびスタッフが当該経過観察過程を理解することを確実なものにすることが含まれる。

　われわれの分科会は、(a)効果的なコミュニケーション、スタッフの能力の確認、ならびに共有することができる教育・訓練の詳細な文書の作成を確かなものにするために、スタッフ間における一貫性のあるフィードバック・ループを作成すること、(b)望ましくない結果の予測的評価を実施することにより、望ましくない結果の再発を防止すること、(c)スタッフの法令順守を追跡するための評価計画を作成すること、ならびに(d)欠陥を修正するための再評価および再教育の計画を作成することを望んでいる、とScherrerは語った。

　本分科会は、教育・訓練およびスタッフの能力を文書化するための方法として、自己評価および自己報告のシステムを提案したとScherrerは説明した。それぞれのスタッフの必要性を確認するために、訓練前評価の一環として、講義による評価が行われる。教育・訓練実施者の教育能力の質を記録することによっ

第6章　分科会からの報告

て、教育・訓練実施者の教育能力が時間とともに改善されたか、あるいは改悪されたかを評価することができるであろう。ただし、改善／改悪に関する報告書は、かならずしも教育・訓練プログラムの最善の評価基準となるわけではない。

この成果基準のかなめには、教育・訓練実施者に対する教育プログラム（「教育者教育」）、スタッフのためのウェットハンド訓練プログラム、ならびに受講者グループ内における能力レベルの評価などが含まれるであろうと Scherrer は述べた。

この成果基準を実施するための計画および方法は、当該プログラムが十分に大きくて、自前の教育・訓練実施者や教育・訓練コーディネーターを有しているか否か、そしてそのような教育・訓練実施者自身の教育・訓練が必要か否かによって決まるであろう。本分科会によると、比較的小さな機関においては、自前の教育・訓練プログラムを作成する必要はないであろうが、大きな機関においては、この成果基準を定める前に、機関における資源の必要性について見積もりをしておく必要があるであろう。当該教育・訓練プログラムは、有機的なモジュール（訳注：小さなテーマごとに区分した単位）ならびに能動的学習（アクティブラーニング）を取り入れた座学およびウェットハンド訓練によって構成されるであろう。

考えられ得る困難として、事前に多くの資源が必要になることとチームとしての取り組みが必要になることである。また、研究スタッフと動物ケアスタッフとのあいだにおける二律背反、ならびに異なる文化をもつスタッフのあいだにおける橋渡しも課題となるであろう。

動物の取り扱いおよび実験処置における人材養成に関する成果基準の開発

カリフォルニア州立科学技術大学ポモナ校の法令順守副責任者である Bruce Kennedy は、われわれの分科会は教育・訓練の文化（何を教えるかということだけではない）が重要であり、そしてそのような文化は機関の責任者によってもたらされなければならないと考えていると説明した。本分科会は、「指針」および「動物福祉関連法規」の教育が最低限の要件であると認識している。しかし、これらの文書のなかに記載されている関連用語の定義がかならずしも十分ではないと考えている。

本分科会は、このような考え（教育・訓練の文化）を提供し、最低限の要件を共有するための方法を創出した。たとえば、学習管理の検証方法などである。分科会は、教育・訓練を行ったあとに業務を完了する能力ならびにその能力を

評価する基準について懸念を表明したと Kennedy は述べた。そして、有能な教育・訓練実施者、有能な受講生、ならびに教育・訓練実施者に対する教育プログラムが必要であるという見解に達した。

また本分科会は、適切な術後管理モデルや適切なケージ交換に関して、教育・訓練を行ったあとに受講生の能力を評価することについて議論をした。教育・訓練を十分に実施されなかった受講生に関する問題点についても少し議論がなされた。さらに分科会は、実験動物のケアと使用に関する特定の業務における前向きな態度や成果を強化するための方策についても議論を行った。

本分科会は、教育・訓練が定期的に監視をしながら生涯にわたって実施されるべきであることは理解しているものの、議論はしばしば教育・訓練の適切性の評価の問題に帰結してしまった、と Kennedy は語った。査察、評価認定、および半年に1回の調査が可能性のある監視の方法として考えられた。本分科会はまた、教育・訓練が動物のケアと使用に関わる者にとっては、やりがいのある課題のひとつであると認識している。教育・訓練が時間とともに逸脱することを防ぐために、本分科会は、関係法規の改正、研究プロジェクトの変更、あるいは機関の特質の変更などに対応するための具体的な教育・訓練プログラムを作成することの必要性を指摘した。

職場の労働安全に関する成果基準

ミシガン大学医学部臨床教授の Robert Dysko は、職場の労働安全に関する成果基準を示した。利害関係者は、動物実験委員会、機関の責任者、動物ケアスタッフ、研究スタッフ、ならびに労働・環境衛生委員会である。職場の労働安全に関する成果基準は、半年に1回実施される、すべての動物のケアおよび使用に関するプログラムの調査の一部としての定期的な調査に結びつくものである。望ましい結果は、おもに労働安全プログラムに登録する職員の割合が増加すること、教育・訓練を確実なものにすること、スタッフの能力を文書化することである。二次的な結果は、容認される最小限の労働災害レベルを確立すること、ならびに実験室における危険要因の確認と管理が挙げられるであろう。

評価基準は、(a) 労働・環境衛生基準の順守、および (b) インシデント（訳注：事故（accident）より軽微なものを意味するが、その区別は微妙である。日本語の「ヒヤリ・ハット」に近い概念であると考えられる。）や暴露の追跡であると Dysko は述べた。本分科会は、承認後モニタリング（PAM）を実施する

第6章 分科会からの報告

人たちが使用することができる基本質問票を作成することが重要であると考えている。そうすれば、承認された動物実験計画書を一つ一つ見なくても、実験室で何が行われたかを評価することができるであろう。その他の評価基準として、職員が労働安全プログラムについてどのくらい知っているか、労働安全プログラムに従わなかった事例、あるいは動物実験施設の査察結果などを評価することもできるであろう。

評価計画には、労働安全関連のインシデントを適時に、半年ごとの報告書をとおして、機関の適切な委員会、動物実験委員会、および機関の責任者に報告することを含めるとよいであろう。そのような報告書には、労働安全プログラム、たとえば、環境衛生、労働安全、および動物のケアと使用に関するプログラムなどに関わるすべての人たちから収集した情報を記載すべきである。

実施計画には、報告されたすべてのインシデントを追跡調査すること、再教育、施設への立ち入り禁止、その他実験室が労働安全に関する法規を順守していることを保証するための行動などを含めるとよいであろうと Dysko は説明した。安全性リスクの高い区域や法令順守のレベルが低い区域については、段階的に承認後モニタリング（PAM）の頻度を上げて評価することもできるであろう。本分科会は、決議過程や改善過程に関わる利害関係者を明確にすることが重要であると考えていると Dysko は述べた。

実施方法および実施計画については、本分科会は、1カ月ごとおよび半年ごとにインシデントおよび問題点を通知することを提案した。また、機関における大きな変更、たとえば、会社の合併、動物施設への新たな動物種の導入、あるいは多くのスタッフの補充などが行われたときには、労働安全衛生や労働安全衛生に関する法令順守に関する追加教育が必要であると指摘した。

重要な限界のひとつは、機関が労働安全プログラムや環境衛生プログラムを重視していないことであると Dysko はいった。その他のプログラムに関しては、機関の資金援助などがなされ、問題や有害物質への暴露などの報告が正確になされている。

職場の労働安全に関する成果基準の開発

本分科会には、多様なメンバーが参加したので、それぞれのメンバーはディスカッションにおいて、とくにブレインストーミング（訳注：集団でアイデアを出し合うことによって、相互交錯の連鎖反応や発想の誘発を期待する技法である）の段階において、重要な役割を果たしたと Dysko は指摘した。したがって、

異なる観点からディスカッションをするためには、機関外の人たちを招聘することが有用であろう。たとえば、発表者のひとりである John Bryan は、ヘリコプターで野生動物を追うことに伴う労働安全を評価することは容易なことであると説明した。しかし、本分科会の他のメンバーにとっては容易に評価をすることはできなかった。なぜなら、ヘリコプターは、大部分の機関において一般的なものではないからである。

指摘された課題を次に示す。
- 機関が職場環境を監視するためのプログラムを設定する方策について説明すること
- 動物実験委員会が労働安全に関する懸念を監視することができるような動物実験計画書を作成すること。なぜなら、通常は労働安全に関する事項は機関内の他の組織の活動範囲になっているからである。
- 労働安全および労働安全順守の重要性に関する機関の文化を変えること

動物実験計画における科学的柔軟性（研究における逸脱）に関する成果基準

カリフォルニア大学デービス校マウス生物学プログラム部門長 Kent Lloyd 教授および Judy MacArthur Clark が本分科会の報告者となった。Lloyd は、「逸脱」（drift）という言葉は「指針」のなかには現れないことを指摘した。他方、「柔軟性」（flexibility）という言葉は、わずか5回のみ「指針」のなかに現れるものの、科学研究や科学の進歩という文脈においては使われていないと説明した。したがって、Lloyd によると、まずこれらの用語の定義を定めることが必要である。本分科会は、「逸脱」は科学において自然に起こることであるものの、動物実験委員会が承認した動物実験計画書の不履行につながる可能性があることを指摘した。そのことを出発点として、本分科会は、管理上の負担を増大させることなく、動物福祉を守ることおよび推進することに焦点を合わせたと Lloyd は説明した。

MacArthur Clark は、動物実験委員会によって承認された動物実験計画書の条件がきわめて厳重であるので、実験者はその条件を越えていく傾向があり、そのために「逸脱」がひき起こされると説明した。その結果、実験者は、動物実験計画書の変更申請を行うか、または動物実験計画書の条件を意図的に越えて実験をつづけ、その後定期的な承認後報告書において当該逸脱について報告

第6章 分科会からの報告

を行うのである。このような問題を解決するためのひとつの方法として、動物福祉に悪影響を及ぼさないのであれば、動物実験計画書にさらなる柔軟性を認めることが挙げられる。そのようにして得られた成果基準は、より柔軟性に富んでいるので、不必要な官僚制度を避け、かつ動物福祉を守りながら科学の発展を可能にするのである。本分科会は、動物実験委員会や研究者が柔軟性の便益を本当に実現するためには、成果基準のみならず、文化の改善が必要なのであると指摘した。

本分科会の成果基準における望ましい成果は、動物実験委員会が柔軟性の必要性を認識しつつ、なおかつ例外なく動物福祉を守りつつ、動物実験計画書を適切に審査・承認するということである。たとえば、ある研究において、実験期間中に4回の採血が必要であり、場合によっては6回の採血が必要になることもあると記載されていたときには、動物実験委員会は、6回の採血が動物の福祉にとって大きな負荷になるという見解をとるならば、5回以上の採血を認めないことを決定する。しかし、動物実験委員会が4回の採血にくらべて、6回の採血がより大きな有害作用を及ぼすものではないという見解をとるならば、少ない回数の採血のほうが動物にとってはより侵襲性が低いので、実験者は採血回数をできるかぎり最小限にとどめるべきであるという条件を付けて動物実験計画書を承認することが可能であろう。この成果基準における重要な要素は、動物実験委員会に対して新たな方法で柔軟性に関する教育を施し、また同時に、研究者が実際的かつ妥当な柔軟性をもって動物実験計画書を作成することができるよう教育を施すことなのである。

評価基準に関しては、ひとつのアプローチとして、動物実験委員会での協議をほとんど必要とせずに承認された軽微な変更の数を算定することが考えられるとMacArthur Clarkは述べた。もしこのような軽微な変更（trivial amendment）がしばしば行われているのであれば、最初に承認された動物実験計画書に問題があったことを示している。本分科会は、それらの軽微な変更について動物実験委員会が協議する必要がなかったのであれば、その内容は、そもそも変更としてではなく、最初から動物実験計画書に記載すべき事項であったと指摘した。他の評価基準として、動物福祉に悪影響を及ぼすことなく行われた技術的な不履行の数を算定することが考えられる。技術的な不履行の例として、動物実験計画書には麻酔下において心臓穿刺によって採血すると記載されているにもかかわらず、実験者は腹大動脈から採血するほうが容易であると気がついた場合が挙げられる。この変更は、動物にとっては大きな違いをもた

らさないものの、動物実験計画書には記載されていない方法であるので、動物実験計画書の不履行になる。その他の評価基準として、選任獣医師による介入の回数が挙げられると MacArthur Clark は付け加えた。

　本分科会は、科学者ではないスタッフを含む人たちによる調査が、当該成果基準がいかにうまく機能していて、いかによく受け入れられているかということに関する情報を収集するための適切な方法であろうと考えていると MacArthur Clark は報告した。さらに、当該成果基準を実施する前に、動物実験委員会はそれぞれの機関において、新たな成果基準の論理的根拠を説明し、さらに当該成果基準が使用する動物の福祉をどのようにして守るかということも説明する必要がある。新たな成果基準を実施するためには、事前調査を実施して、幅広いコミュニティからの意見やフィードバックを収集することが必要であり、他方、新たな成果基準を実施するためには、各機関における教育・訓練が重要なのであろう。

　成果基準に関する重要な限界は、柔軟性の意味を、研究者が望むときはいつでも動物実験計画書を変更することができる（liberty）と取り違えてしまうことだと MacArthur Clark は述べた。研究者がさまざまな異なる方法を含むようなきわめて複雑な動物実験計画書を作成してきたときには、動物実験委員会は、そのような動物実験計画書を差し戻す必要があると、本分科会は指摘した。

　承認後モニタリング（PAM）および継続調査は、不履行の回数および同様な評価基準に焦点を合わせて、繰り返し調査をすることによって達成されると MacArthur Clark は語った。またこのような調査によって、成果基準がいかに研究者の研究を推進しているか、実験動物技術者がいかに動物福祉を守りやすくなっているか、獣医師が動物実験にいかに影響を及ぼしているか、そして動物実験委員会委員が動物実験計画書の些末な変更を処理するために時間を浪費しているのではなく、なにか重要なことをするためにいかに時間を費やしているかということをより実質的に自覚することができるようになるのである。

動物実験計画における科学的柔軟性（研究における逸脱）に関する成果基準の開発

　他の分科会と同様に、Lloyd は、多様な経験を有する人たちが議論に参画することの重要性を指摘した。本分科会は、承認後モニタリング（PAM）というものは実験者が動物実験計画書を順守しているか否かをチェックするためというより、むしろ学習のための機会ととらえていると、MacArthur Clark は述

べた。動物実験委員会は、ある動物実験計画から柔軟性に関する教訓を学び、そしてそのような教訓を他の動物実験計画に応用することができるのである。MacArthur Clark は、本分科会が成果基準を定めるのはきわめて困難であったと繰り返した。なぜなら、成果基準は、動物実験計画書の数値基準の要素と相容れないことがあるからである。成果基準について考えることによって、各機関における研究者のあいだ、あるいは他の分科会の人たちのあいだにおいて、責任ある動物実験の実施について議論を交わす機会が提供されるのである。

　本分科会における討論から得られたひとつの明確なメッセージは、動物実験委員会によって承認された実験計画の順守に関しては曖昧な領域はあってはならないと MacArthur Clark は述べた。なぜなら、曖昧な領域があれば、どこまでの柔軟性が許容されるかということを決定することが困難になるからである。したがって、動物実験計画書において、何が認められていて、何が認められていないのかに関して明確な見解をもつことが重要なのである。このようなアプローチを採用しても、動物実験計画書の不履行によって、動物福祉に悪影響が及ぶことはないということを確認することは可能なのである。しかし、動物福祉に対する悪影響がなくても、動物実験計画書の不履行があるというメッセージを実験者に送ることが重要である。このような信条にもとづいたアプローチをとることを決定することは、研究者が新たな成果基準に関して賢明な決定するときに、法令を順守しつつ、動物実験計画書に柔軟性をもたせる必要性があることを本分科会が合意するために必要なのである。

周術期管理に関する成果基準

　テネシー大学保健科学センター研究部門副部門長兼解剖・神経生物学教授 Randall Nelson が本分科会の報告者を務めた。本分科会は、周術期管理に関する成果基準を開発するいくつかの理由があると考えている。おもな理由は、「指針」および動物福祉関連法規には、周術期管理に関する具体的な記載がないことである。したがって、予期せぬ結果に対応するときには、動物実験計画書の柔軟性を保証するために必要とされる詳細情報を、整合性をもって提供することが必要なのである。新たな成果基準は、動物に影響を及ぼす場合もあれば及ぼさない場合もあるであろうが、おそらく科学には影響を及ぼすことであろう。したがって、本分科会は、動物への影響と科学への影響の両方に対応することが重要であると考えた。この成果基準の利害関係者は、動物実験委員会、機関

の責任者、動物ケアスタッフ、研究スタッフ、ならびに動物である。

　本分科会は、この成果基準に関して3つの目的を定めた。すなわち、(a) 動物が被る苦痛が最小限になるように動物が適切に取り扱われることを保証する、(b) 結果のばらつきを軽減し、動物実験計画書の目的を達成することができるような、実験者のための整合性のある成果基準を定める、(c) 動物実験委員会によって承認された実験計画を、スタッフが整合性をもって適切に実施する能力を有していることを評価することである。この (c) に記載した目的を達成するためには、スタッフが実験を実施するための適切な技術をもっていることを確かなものにするための教育・訓練が必要である。

　評価基準は、スタッフが何をしているのか、スタッフが適切に業務を行うためには何が必要なのかということを理解するための人事評価、動物種に特異的な懸念事項、設備・備品およびスペースに関する懸念事項、観察の（時間的）間隔および程度、このような基準を評価するための監視員がどの程度の教育・訓練を受けているか、そして実験を実施している人たちおよび研究者を監視している人たちによる実験デザインの評価などである、と Nelson は説明した。本分科会は、動物実験計画書には柔軟性をもたせるべきであるので、動物実験計画書に明確に記載された範囲や選択肢をどの程度順守しているかを評価することが重要であると考えている。また動物実験計画書には、可能性のある既知の有害な結果およびそれらの有害な結果に対処する方法をわかりやすく記載することが重要である。有害な結果に対処する方法をわかりやすく記載することによって、限界を設けるのではなく、柔軟性をもって、可能性のある有害な結果に責任をもつことができるのである。その他の重要な評価基準として、動物が外科的処置を受けるのに適した状態であり、かつ適切に順化していることを保証するために、術前の動物の健康状態を調べることがあげられる。さらに、鎮痛薬や麻酔薬の使用計画および使用についても評価しなければならないと Nelson は述べた。

　成果基準の実施については、本分科会は、動物福祉およびよい科学を保証するためには、外科的処置の結果を監視することによって、問題点を明らかにして、改善すべき外科的処置を決定することが重要であると考えている。また本分科会は、承認された処置や動物実験計画書を順守していることを証明するために、チェックリストを使用することを提案した。本分科会の討論をオンラインで聴講していたひとりの参加者によってチェックリストが提供された（図6-1）。このようなチェックリストによって、実験者は、動物実験委員会が承認

第6章　分科会からの報告

した事項を知ることができ、そして故意にまたは故意ではなく動物実験委員会が承認した処置から逸脱してしまう可能性を軽減することができるのである。外科的処置の計画および結果を監査するための手続きを開発するとよいであろう。

　この成果基準を実施することに関して、本分科会は、術後の状態、たとえば回復期の状態を適切にチェックするための方法があること、そして動物が被る苦痛を最小限にするために定期的に動物を観察する責任を有するスタッフを確認しなければならないと考えている。さらに、本分科会は、実験者がこの観察を確かなものにすることを望んでいる。

　この成果基準の限界については、すべてのプログラムに関して傾向分析を実施し、対処すべき成果基準を見つけ出すとよいであろうと Nelson は語った。本分科会は、承認後モニタリング（PAM）は、とくに周術期管理に関しては、成果基準を策定したり、動物が被る苦痛を最小限にしたりするためにはきわめて重要なのであると指摘した。その承認後モニタリング（PAM）には、研究室で仕事をしているスタッフのみならず、動物ケアスタッフ、動物実験委員会委員、ならびに法令順守部門のスタッフも関与すべきである。報告義務を伴う動物実験計画書の変更については、その内容を機関内に周知する方法と外部に報告する方法を明確に定めておかなければならない。

承認後モニタリング（Post-approval Monitoring: PAM）プログラム　研究室のチェックリスト

☑	**動物実験計画書およびスタッフ**
	研究室のスタッフは、最新版の動物実験計画書（紙媒体または電子ファイル）を容易に閲覧することができるか？
	研究室のスタッフは、動物実験計画書を読んだことがあるか？
	実験を実施するスタッフは、動物実験計画書に記載されている処置を実施することができるよう訓練を受けているか？
☑	**実験処置**
	動物のケージのカードに記載されている番号は、当該研究の動物実験計画書の番号と一致しているか？
	実施された処置は、承認された動物実験計画書に記載されている処置と一致しているか？
	研究室のスタッフは、適切な個人用防護具(personal protective equipment: PPE)ならびに当該動物種および当該処置に適した衣類を着用しているか？
☑	**実験室／安全**
	薬剤、縫合道具、ならびにその他の備品は、使用期限内のものであるか、そして整理されて保管されているか？
	規制物質は、適切に保管されているか、そして使用記録は保管されているか？
	使用期限の過ぎた規制物質は、適切に表示されているか、そして誤って使用されないよう適切に保管されているか？
	研究室のスタッフは、使用期限の過ぎた規制物質、または不要になった規制物質の適切な廃棄処分の方法を知っているか？
	研究室のスタッフは、動物による咬傷、職場における創傷、または職場における疾病について上司に報告することを知っているか？
	研究室のスタッフは、（勤務時間後でも）治療のために応急処置室を利用することができることを知っているか？
	鋭利な刃物を捨てる容器は備えられているか、容器の中には指定されている容量以上の鋭利な刃物は捨てられていないか？
	注射針のリキャップは、専用の安全な道具を用いて行われているか、手で行われていないか？
	注射針のリキャップのための専用の道具を使用する場合は、取り扱い説明書は掲示されているか？
	ガスボンベはすべて、壁にしっかりと固定されているか、または安定した専用の台車に鎖や紐でしっかりと固定されているか？
	断頭器の維持管理記録は保管されているか？
☑	**麻酔**
	麻酔の方法は、動物実験計画書に記載されている方法に一致しているか？
	麻酔下の動物は、動物実験計画書に記載されているようにモニタリングされているか？
	気化器には、前回の検査日等を示す最新のステッカーが貼られているか？
	吸入麻酔薬を使用する場合は、余剰ガスは適切に処理されているか？
	動物が麻酔から覚醒するまでは、動物は継続的にモニタリングされているか？
	動物は麻酔から完全に回復した後に、動物施設に戻しているか？
☑	**外科的処置**
	外科的処置は、動物実験委員会によって承認された場所で実施されているか？
	準備室、手術室、回復室はそれぞれ別に設置されているか？
	外科的処置のための区域は、清潔で整頓されているか？
	前処置は、承認された動物実験計画書に記載されている方法に従って適切に行われているか？
	存命手術は、滅菌した道具、滅菌した手袋、適切な個人用防護具（personal protective equipment: PPE）を用いて、無菌的に実施されているか？
	手術中および回復中は、動物の体温を保つための適切な温度管理がなされているか？
☑	**安楽死**
	安楽死の方法は、動物実験計画書に記載されている方法に一致しているか？
	安楽死処置の後は、動物実験計画書に記載されている適切な物理的方法によって動物の死亡を確認しているか？
	動物の死体は、適切な方法によって処分しているか？
☑	**繁殖コロニー**
	最新の交配、出生、遺伝子型判定、および離乳の記録を作成しているか？
	動物は、適時に適切なケージに分けているか？
	毎年10月に、年度ごとの動物繁殖記録を提出しているか？
	遺伝子型の判定は、動物実験委員会の方針に従って実施されているか？

図6-1　承認後モニタリング（Post-approval Monitoring: PAM）プログラムのチェックリスト
（分科会4のスライドより引用）

第6章 分科会からの報告

最後に、本分科会からのメッセージとして、あるオンライン参加者からのことばを紹介して、Nelson は本報告をしめくくった。そのオンライン参加者は、「承認後モニタリング（PAM）の目的は、動物実験委員会が承認した動物実験計画書に従って当該動物実験が実施されたことを確かなものにすることなのである。動物実験計画書自体は、チェックリストを使用して評価するための枠組みなのです。さらに、承認後モニタリング（PAM）を行うことによって、承認された動物実験計画書（本分科会においては「周術期管理」）が動物福祉関連法規、公衆衛生局（PHS）の規範、ならびに「指針」を順守していることも保証することができる」と寄稿した。

周術期管理に関する成果基準の開発

本分科会は、まず「指針」および動物福祉関連法規のなかの周術期管理に関する記載を調べることからはじめて、つぎにそれらの記載に不足している事項について検討をした、と Nelson は説明した。そのような情報から、本分科会の枠組みが作成された。また本分科会は、評価基準とチェックリストの作成にも取り組んだ。本分科会の参加者は、「指針」や動物福祉関連法規の先にあるものを思い描くことが肝要であり、成果基準を開発するためには、慣習、最善の実践基準、ならびに専門家の判断が必要であると考えている。

討　論

ピッツバーグ大学実験動物資源臨床部門長兼病理学准教授 Joseph Newsome は、これまで聞いたことのなかったひとつのテーマとして、成果基準を開発するにあたっては、よく訓練された外部の専門のリーダーならびにまとめ役が必要であると述べた。Kennedy は、そのためには、そのような人材を確保し活用することができるよう、機関の文化を醸成することが必要であることを強調した。MacArthur Clark は、そのような全体を見渡せる人材は有用であり、動物実験委員会の進歩を促進することができるということは事実であるものの、よい委員会というものは、専門のまとめ役がいなくてもよい仕事ができるものであると述べた。彼女はさらにつづけて、かならずしも手近な問題に焦点を合わせるのではなく、さまざまなことがらについて議論することによって、多くのことが得られるものであると付け加えた。

Steven Niemi は、本ワークショップ初日の討論および各分科会の発表は、成

果基準を開発することがいかに困難なことであるのか、そしてよい成果基準を開発するためには、静かに深く思考する人々が必要であることを明確に示していると述べた。Newsome の考えに対して、外部の専門家に依存することには賛同できないといった。成果基準を開発することは、それぞれの機関が負わなければならない仕事であり、それぞれの機関の専門知識および専門技術ならびに長年にわたる経験などを利用して、成果基準を開発することを推奨した。

Donna Mathews Jarrell は、どの分科会でもよいので、望ましい結果について考案するためにどのような評価基準を用いればよいかということを決定することがいかに困難であるのか説明してほしいと質問をした。Dysko は、労働安全分科会は、承認後モニタリング（PAM）の評価基準を定めるのはそれほど困難ではなかったと述べた。しかし、動物実験委員会や機関の責任者が、承認後モニタリング（PAM）が適切に機能していることを確認するためには何が必要なのかということを考察するのは困難であったと説明した。Lloyd は、科学的柔軟性分科会は、なぜ成果基準が必要であるのかについて合意が得られた後は、容易に評価基準を定めることができたと語った。成果基準の必要性とは、管理上の負担を増大させることなく、動物福祉を保護および推進することであると Lloyd は説明した。人材養成分科会は、動物実験計画書の中の定量化することができる要素については、容易に評価基準を定めることができたと Kennedy は報告した。しかし、技術を評価するための基準については、定めるのが困難であった。Scherrer は、人材養成に関する評価については、動物施設または機関の規模と研究範囲によって、どのような評価基準を用いることができるかは大きな影響を受けるということに分科会は同意したと追加して述べた。たとえば、規模の小さな機関においては、人材養成の監視をすることは比較的容易であろう。最後に、MacArthur Clark は、彼女の分科会は、数字だけにたよっていては必要な評価基準を得られないことに気がついた。調査によって得られた定性的な情報と数値的なデータの両方が合わさってはじめて最善のアプローチをとれるのだと MacArthur Clark は述べた。

各分科会による成果基準の開発過程の比較対照

分科会の最後の演習として、Mary Ann Vasbinder は、4つの分科会による成果基準の開発過程を比較対照するよう本ワークショップ組織委員会から求められた。Vasbinder は、それぞれの分科会が一連の成果基準を開発することがで

第6章　分科会からの報告

きたのは、すばらしくもあり、また驚くべきことでもあったと述べた。そのことは、専門家の判断がいかに重要であるかを物語っている。また彼女は、チームをつくって、事業計画を設定し、主要な利害関係者を参画させ、そして機関から資金を得ながらプロジェクトを管理することの重要性を説いた。

　Vasbinder は、成果基準を開発するにあたっては、多様性を尊重することが肝要であると説いた。なぜなら、異なる人たちはさまざまな見解や知識をもっているからである。主要な利害関係者すべてを参画させることの重要性は、すべての分科会が指摘した。

　コミュニケーションとリーダーシップも、成果基準を開発し実施するための2つの重要な必須要素である。Vasbinder は、成果基準を開発することの大きな利益のひとつは、主要な利害関係者に参画させることによって、機関内における文化を改善することができるようになることであると語った。成果基準の開発過程においては、単にチェック欄に記入するだけではなく、利害関係者のあいだにおける思慮深い議論やコミュニケーションが要求されるからである。よい成果基準を開発するために、強いリーダーシップをもった人たちが努力と時間を費やすことによって、機関内のスタッフの参画やコミュニケーションが促進されるのである。

　成果基準の計画段階においては、各分科会のすべてのメンバーが参画して、望ましい結果を明らかにした。成果基準を実施する段階になると、予備調査が有用であるが、最善の方法は、実際に成果基準を実施して、どのような結果になるのか見てみることである。

　それぞれの分科会において、評価基準は何か、成果基準の効果をどのような方法でモニターするか、実際的で適切な評価基準を作成することはいかに困難であるかについて、かなりの時間の議論がなされた。各分科会は、定量的および定性的な評価基準の両方を開発することの重要性を指摘した。また、うまくいかなかった事例を指摘するのは容易なことであるが、うまくいった事例を指摘することも重要であることも示した。うまくいった事例を指摘することは、明らかに困難なことではあるものの、成功例を称賛し、正の強化をすることは重要なことなのである。絶対的な領域と曖昧な領域に関する議論も十分に行われた。その結果、絶対的な領域と曖昧な領域の限界を定めることも成果基準の成否をモニターすることの一部となるのであると Vasbinder は説明した。

　すべての分科会が、成果基準の開発、実施において、動物実験委員会が提供するリーダーシップおよび舵取りの役割がきわめて重要であると指摘した。動

物実験委員会は、成果基準を承認するのみならず、機関が適切に成果基準を管理および監視することの重要性を提供する専門家集団でもあるのだ。またVasbinderは、円卓会議に提供された成果基準に関する統合的見解を聞いて感銘を受けたと語った。彼女は、成果基準を開発、実施する過程において、機関の文化を改善することができること、そしてその結果、機関のより多くのスタッフがさらに成果基準を開発、実施する過程に参画するようになると繰り返して述べた。最後に、すべての分科会が成果基準の最も重要な結果は、動物の福祉なのであると述べていると説明した。

つづいてVasbinderは、他の参加者のコメントを求めた。Dyskoは、自身の機関に帰って、成果基準を開発するために招集されたチームに多様なメンバーを含める必要があることを伝えると述べた。彼は、自身が所属する機関のチームは、既存の解決策にあまりにもとらわれ過ぎていると説明した。

Malak Kotbは、本ワークショップで学んだ有用な教訓のひとつは、成果基準に多少の柔軟性を取り入れるということ、そして動物実験委員会の委員たちにそのような柔軟性の必要性を説くことに関してしり込みをしないことであると述べた。その結果、研究者は科学を押しとどめることなく、かつ人為的な結果（ミス）をひき起こすことなく法令を順守することができるのである。

Vasbinderは、どのようにして動物実験委員会委員、機関の責任者、そして獣医師などその他のスタッフたちに柔軟性を受け入れさせるようはたらきかければよいのか、よい考えがあれば聞かせてほしいと、各分科会の報告者たちに訊ねた。Dyskoは、柔軟性はまず動物実験計画書を作成する実験者に委ねられると述べた。しばしば、最大の問題は実験者自身にあることが多い。なぜなら、実験者は、動物実験計画書にあまりにも詳細な実験処置を書き過ぎるからである。

Dyskoは、自分自身の機関に関して必要なことは、動物実験計画書を審査する獣医師や動物実験委員会委員が、柔軟性を採用することによって利益が得られる領域を明確にすることである。次いで、そのような情報を実験者に伝え、そのような情報を動物実験計画書から抽出することが必要なのであろう。課題は、動物実験委員会の全委員がこのようなアプローチに賛同することであるとDyskoは付け加えた。Nelsonは、柔軟性の限界は、毎日動物を見てケアをしている人たちの意見を聞かずに動物実験計画書を作成することにあると疑義を呈した。

Kennedyは、Dyskoの機関の動物実験委員会には議決権を有する動物施設管

第6章　分科会からの報告

理者や実験動物技術者がいるか否か訊ねた。なぜなら、そのような動物施設管理者や実験動物技術者が、どのような柔軟性が有益であるかを最もよく知っているからである。Dysko は、議決権を有する動物施設管理者や実験動物技術者は、動物実験委員会にはいないと答えた。しかし、彼らは動物実験委員会に出席して、議論に参加するよう促されていると説明した。Scherrer は、彼女の機関においては、彼女のような実験動物技術者レベルの委員はいないものの、彼女や同僚の実験動物技術者たちは、そのような状況を変えようとしていると説明した。多くの動物実験計画書において、動物ケアスタッフや実験スタッフからの意見は取り入れられていないと Scherrer は述べた。

　Lloyd は、幸いなことに同じ部門に経験のある獣医師がおり、彼は動物実験委員も務めているので、動物実験委員会の委員のひとりとして、そのような獣医師から動物実験計画書に関するコメントを得ることはきわめて有益であると説明した。Nelson は、このようなチームアプローチは、動物実験計画書が承認された後も継続すべきであると語った。動物実験に関わるすべての人たちに、動物実験計画書において何が承認されているのか、動物実験計画書に記載されている処置をどのように実施すべきかについて要点を伝えることが肝要である。

　Kurtz は、動物のケアと使用に関するプログラムにおいて最も重要なスタッフは、動物を飼育管理しているスタッフであると主張した。なぜなら、彼らは毎日動物に接しているので、彼らが動物のことを最もよく知っているからであると述べた。大事なことは、実験動物技術者を雇用するだけではなく、動物実験計画書を作成するときには、彼らの助言を受けながらどのようにして成果基準を開発するかという計画を立てることなのである。Norman Peterson は、動物実験計画書に関する一部の問題は、正当な根拠があれば、実験者は動物実験計画書を修正することができ、その修正を動物実験委員会が再審査するということを実験者自身が知らないことによってひき起こされると述べた。Peterson のコメントに対して、Carol Clarke は、彼女は以前に動物実験委員会の事務局を務めていたことがあるが、彼女の機関においては、予備審査委員会を開催して、そのような問題について事前に実験者と調整をしていたと説明した。そのような過程において欠けていたのは、チームアプローチであった。チームアプローチを採用することによって、正式に動物実験計画書を動物実験委員会に提出する前に、委員が実験者と協働して動物実験計画書を洗練させることができるであろう。Kennedy は、とくに、動物ケアスタッフも参画して、予備審査会

議と実験実施前会議を実施すれば、すばらしいことであろうと付け加えた。

　Kotb は、本円卓会議が、動物実験計画書に柔軟性をもたせるための記載方法を実験者に教育するための雛形のようなものを作成することは可能か否か訊ねた。Kennedy は、マイアミ大学の共同教育グループは、そのような事例について教育するために、動物のケアと使用に関するコースを開催していると述べた。Nelson は、そのような事例について記述してきたが、実験者が選択することができる多くの選択肢、ならびにそれらの選択肢がもたらした結果について詳細な解説書を提供していると説明した。また Nelson は、どのような柔軟性が容認されるかについては、実験者のみならず、動物実験委員会委員や動物ケアスタッフに対する教育が必要であると述べた。なぜなら、実験者のみならず、動物実験委員会委員や動物ケアスタッフも、どの程度の柔軟性が適切でありかつ容認され得るかということをよく理解していないからである。

7

容認することができる成果基準の共有[1]

　本円卓会議共同議長であり、また米国実験動物医学協会（ACLAM）との連携を担当するハーバード大学教養学部動物資源部門長であるSteven Niemiによると、本ワークショップは、研究コミュニティにおける、成果基準に関する最初の本格的かつ深く掘り下げた討論会であった。彼はまず、米国における医学生物学開発事業が利用することができる資金に焦点を合わせて話を始めた。研究・開発費用に対する製薬企業の貢献は、きわめて巨額であるものの、さきの経済活動の低迷の前に頭打ちになりはじめており、いまだに回復傾向はみられない（図7-1）。また同時に、米国国立保健研究所（NIH）からの研究資金（訳注：保健研究を対象とする補助金R01を含む）も、2000年度から、不変ドルで6.2%低下した。つまり、これらの数字の意味するところは、研究資金を受ける研究者の数が減少しているということである（図7-2）。

---

[1] 本章は、Steven Niemiの発表にもとづいており、ここに記載されている発言は、全米科学・工学・医学アカデミーによって支持または検証されていることを意味するものではない。

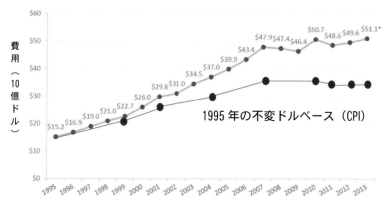

図7-1 実質ベースおよび1995年の不変ドルベースでの製薬企業による研究・開発費用（Niemiのスライド5より引用）

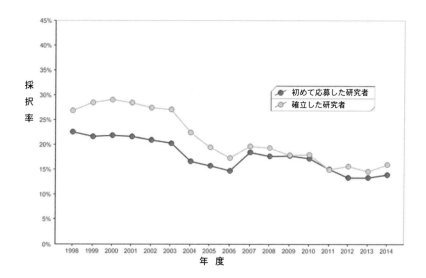

図7-2 研究者のキャリア段階別のNIH R01同等研究費の採択率（Niemiのスライド7より引用）

第7章　容認することができる成果基準の共有

　昨年度 NIH は、約 260 億ドル（2 兆 7,560 億円）の所外の R01 ならびに R01 と同等の大型共同研究プログラムのための研究費を支給した。支給件数は合計 14,404 件であり、1 件 1 年あたりの平均支給額は 180 万ドル（1 億 9,080 万円）であった。Niemi の推測によると、ひとつの研究機関における生命科学研究予算のうち 1.67% が動物のケアのために使われていた。さらに、NIH が提供している動物ケアの費用、たとえば、飼育管理、獣医療、施設管理、ならびにスタッフ、動物ケア提供業者、および研究者の教育等の費用として約 4 億 3,000 万ドル（455 億 8,000 万円）が使用されたと Niemi は推測した。彼の計算によると、そのうち 30% までの費用が、数値基準を満たすために不必要に使用された。仮にひかえめに見積もって 20% であるとしても、その額は 8,600 万ドル（91 億 1,600 万円）に上るので、平均的な研究費をさらに 48 件も支給することができたことであろう。

　さらにもっと悩ましいことは、現在進行中の世代交代なのであると Niemi は語った。1980 年には、35 歳以下の研究者は、66 歳以上の研究者にくらべて、NIH の研究費をはるかに獲得しやすかった。しかし今日では、事態は逆になっている（図 7-3）。Niemi は、研究機関における科学界の高齢化に対する懸念について述べた（図 7-4）。その他の仮定のシナリオとして、数値基準を満たすために不必要に使用された 8,600 万ドル（91 億 1,600 万円）があれば、現在毎年 144 名に支給している若手奨励研究費（平均 25 万ドル（2,650 万円）/ 年）をさらに 215 名の若手研究者に支給することができるであろう。このような研究費の支給のことを考慮することによって、このような研究費の無駄に関する問題がきわめて重要であることに気づいたと Niemi は説明した。

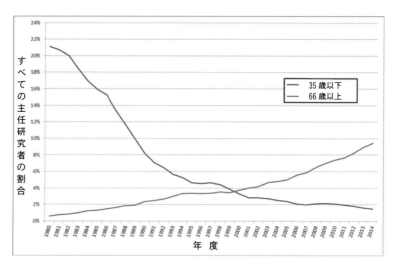

図 7-3 NIH R01 と同等の研究費を獲得した主任研究者（あらゆる学位保有者）の割合、35 歳以下の研究者と 66 歳以上の研究者の比較、1990-2014 年度（Niemi のスライド 9 より引用）

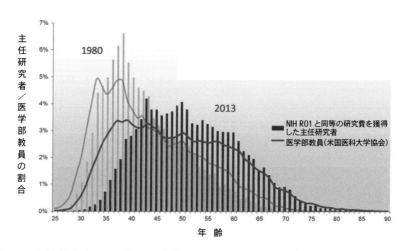

図 7-4 1980 年から 2013 年の研究機関における科学界の高齢化
（Niemi のスライド 10 より引用）

第7章　容認することができる成果基準の共有

　成果基準は、研究機関における研究や営利目的部門の資金提供者にとっては、研究資金の自由化という観点から価値のあることであるとNiemiは述べた。費用の削減は、法令順守の軽減によってももたらされる。このことは、*FASEB Journal* 2014年5月号（Thulin *et al.,* 2014）に発表された論文においても考察されているし、また「医学および学術研究における公的責任機構」（Public Responsibility in Medicine and Research: PRIM&R）が開催した動物実験委員会に関する会議における主要トピックスのひとつでもあった。このPRIM&Rの会議おける討論においては、規制を多くすることがかならずしもよい規制になるものではないということが強調された、とNiemiは説明した。

　課題は、あまりにも多すぎる規制をいかにして削減するかということなのである。Niemiは、動物のケアと使用に関するすべてのプログラムにおいて、問われるべき次の4つの質問を提起した。

1. われわれは、ものごとを正しく実施しているのか？
2. もしそうならば（正しく実施しているならば）、動物福祉レベルを変えないことを条件にして、さらによい、より迅速な、より簡便な、より人道的な、より低価格の、より安全な、そしてより誤りを起こしにくい方法はないか？
3. われわれは、正しいことを実施しているのか？
4. もしそうでないならば（正しいことを実施していないならば）、動物福祉レベルを変えないことを条件にして、さらによいこと（たとえば、より迅速なこと、より簡便なこと、より人道的なこと、より低価格なこと、より安全なこと、より誤りを起こしにくいこと）はないか？

　Niemiは、動物ケアスタッフや動物施設管理者と会うときは、彼ら自身が意味がないと考えていることを指摘するようしばしば訊ねるといった。このような議論をとおして、動物ケアスタッフや動物施設管理者たちは、動物施設の管理や動物福祉をさらに改善する方策についていつも配慮するようになる。たとえば、Niemiがハーバード大学で仕事をするようになる前は、実験動物技術者たちは一般的に、30秒間のエアシャワーを1日に3回浴びていた。これは、1年間に1,500ドル（16万円）の人件費に相当する。この額はそれほど大きいとは思われないかもしれないが、1,500ドル（16万円）あれば、2〜3人のスタッフが国レベルの研究会に出席することができる額であり、あるいは3〜4人の技術者が地域レベルの会合に出席することができる額である。ハーバード大学

においては、現在では、エアシャワーは使用していない。

　もうひとつの例は、完全な個人用防護具（personal protective equipment: PPE）の使用に関することである。完全な個人用防護具（PPE）とは、たとえば、フード（頭巾）、フェイスマスク、手袋、タイベックスーツ（つなぎの防護服）、および靴カバーなどである。ハーバード大学の動物施設においては、個別換気式ケージ、ラミナーフローラック、フィルターを通した空気、ならびに動物を扱う際のワークステーションなどを使用しているので、Niemi は、ミシガン大学およびヒューストン大学において確立された方法をそのまま利用した。すなわち、げっ歯類を取り扱うスタッフ、または動物によって汚染された産物を取り扱うスタッフのみに手袋および紙製のガウンを着用することを要求した。昨年、*Journal of the American Association of Laboratory Animal Science*（米国実験動物学会誌）において、コロンビア大学の研究者たち（Baker et al., 2014）が発表した論文によると、かならずしも完全な個人用防護具（PPE）を使用しなくても、スタッフが手袋、ガウン、ならびに適切な技術を用いれば、動物のウイルス感染状況には悪影響を及ぼさないことが示された。この論文の著者たちは、過去25年間にわたる、マイクロアイソレータケージを使用した経験にもとづいて、このように完全な個人用防護具（PPE）を使用しないことによって、15万ドル（1,590万円）もの節約をすることができると算定した。

　マサチューセッツ総合病院の Donna Matthews Jarrell らは、研究データにもとづいて、ケージ交換の頻度を変更することによって費用を節約することができることを示した。その研究成果は、2009 年の米国実験動物学会大会において発表された。研究者たちは、一連のさまざまなケージの状態の写真を見て、どの段階でケージ交換をする必要があるかについて投票を行った。Jarrell らはまた、アンモニア濃度を測定して、動物福祉への影響も評価した。収集したデータにもとづくと、約 30% のケージは、予定した日にケージ交換をする必要はなかった。当時 Niemi が管理していた動物実験施設には、27,000 個のマウスケージがあったが、そのうち 85% は個別換気式ケージであり、残りの 15% は非個別換気式ケージであった。ケージ交換の頻度を少なくすることによって、交換するケージの数を 242,000 個も少なくすることができるので、その結果、8,000 時間もの労働時間を節約することができる。さらに、ケージ交換の頻度を少なくすることによって、マウスが受ける騒擾も軽減される。

　Niemi は、AAALAC の訪問調査の直前に、彼の動物施設において、このようにケージ交換頻度を少なくすることを試験的に実施していたが、AAALAC が

第7章　容認することができる成果基準の共有　　　　　　　　　　　　　　　91

　評価をする前にはまだその試験は完了していなかったと説明した。現在の標準的なケージ交換の方法は、ほとんどの動物施設において、実験動物技術者の判断にもとづいて、2週間以内に1回交換する日にちを決定していると Niemi は述べた。しかし彼は、このようなケージ交換の頻度は、厳密な科学的基準にもとづいたものではないと考えている。ジェネンテック社は、ケージ交換の頻度を日にちではなく、1ケージ内の動物の匹数によって決定するシステムを確立したと Niemi はいった。その結果、ケージ交換に関する非効率性が 37％ も改善されたという。

　そのほかに、動物ケアにおいて、研究費の無駄を削減するためのいくつかの事項を次に記載する。これらの事項のなかには、かならずしも成果基準とは関わりのないものも含まれている。

- バリア施設内のケージやラックを滅菌する代わりに、床敷（のみを）滅菌する。
- 寒冷期においては、バリア施設内のげっ歯類飼育室の相対湿度の許容範囲を ± 20％ にする。なぜなら、そのようにしても、動物の一次囲いのなかの湿度は、数値基準である ± 30％ が維持されるからである。
- ヒト以外の霊長類を飼育している室の換気回数を、標準的な数値基準である 10 〜 15 回/時間ではなく、6 回くらい/時間に維持する。
- 毒物を投与していない動物、または薬物を投与されていても、その投与量がきわめて少量であるため床敷に排泄される代謝産物のレベルがきわめて低く、有害な影響を及ぼさない動物に関しては、通常の動物ケアの方法を適用する。
- ヒトの細胞株を動物に移植する場合は、当該細胞株を事前に調べて、懸念のある病原体に感染していないことが示されれば、バイオセーフティー・レベル（BSL）2 の動物施設ではなく、BSL1 の動物施設で取り扱うことを許可する。

　獣医療に関する法令順守に関連して、Niemi は、彼の動物施設で確立している次の事項を示した。

- おとり動物（げっ歯類）の使用をやめて、動物が居住していない部分（たとえば、個別換気式ラックのプレナム（排気ダクト））の表面をスワブでかきとって、PCR（ポリメラーゼ連鎖反応：polymerase chain reaction）で検査を行う。この方法は費用の節約には結びつかないものの、使用する動

物の匹数を削減することができる。
・米国農務省（USDA）および米国国防省（DOD）の研究費の支援を受けていない研究プロジェクトについては、年度ごとの評価を省く。

　Niemiに与えられた本日のトピック「どのようにして成果基準を共有し、そして推進することができるか」にもどって、彼は最初に、成果基準を普及させるための方策について考えを述べた。成果基準とは、根拠にもとづいた基準をよりどころとしており、複数の地域における公のデータベースに多くの記載例があり、また動物実験委員会によって承認されている基準をいう。エンジニアリング基準を成果基準に置き換えるためには、少なくとも500以上のデータベースにおける記載例が必須である。そのような記載例は、信頼性のある安全なサーバーに保存されており、利用者が使用しやすいウェブサイトをとおして、アクセスや検索をすることができなければならないとNiemiは提言した。またそのようなデータベースにおいては、具体的なカテゴリー、たとえば、動物種、データ入力日、機関名などの一覧を示すべきである。それらのデータベースは、「指針」や動物福祉法、さらには、EU、英国、または日本の法令の該当する部分にリンクを張るべきであり、そして、その変更（数値基準から成果基準への変更）を承認した米国農務省（USDA）の査察官の氏名も記載すべきである。それらのデータベースへのアクセスに制限を設けるか否かについては、Niemiにはまだ結論が出せない。大事なことは、一般の人たちからも投稿や提言を受けることであるとNiemiは語った。

　Niemiは、ある人またはある機関がそのようなデータベースを管理して、役に立たないデータを公表しないための一次フィルターの役割を果さなければならないと強調した。さらにその上に、専門家委員会（動物福祉団体のメンバーを含む）による掘り下げた二次審査（二次フィルター）も必要であろう。そして最終的には、科学コミュニティがそれぞれの成果基準の有用性を決定することになるであろうとNiemiは述べた。そのようなデータベースにおいては、上記と同様な一次フィルターと二次フィルターをとおした説明や議論を受け入れるとよい。それは、おそらく、ウィキペディアに似たやり方であるといえる。ひとつの可能性として、そのようなデータベースを利用することによって、「指針」を生きた文書とすることができることが期待される。「指針」第7版から第8版の出版までは14年間もあったので、動物ケアコミュニティは、この可能性についてずっと議論してきたのである。

第7章　容認することができる成果基準の共有

　Niemi の考えるところによると、このようなデータベースの管理者は、ILAR 円卓会議であることは明らかである。その運営費は、ILAR の会費、購読料、寄付、あるいは研究助成金などによって賄うことができるであろう。もし ILAR 円卓会議がこの提案を支持しないのであれば、その他多くの非政府組織のうちのひとつが管理することができるであろう。

討　論

　Joseph Newsome は、そのようなデータベース運営費を米国国立保健研究所（NIH）が供給する可能性があるか否かについて質問をした。Niemi は、まず NIH 以外の機関から運営費を得ることを考えたいと答えた。Clarke と Jarrell も、ILAR 円卓会議が率先してデータベースを構築するべきであるという Niemi の提案を支持した。Clarke はさらに、データベースには、うまくいかなかった成果基準の例も公表すべきであると述べた。MacArthur Clark は、本来、データベースは国際的なものであるべきであると強く希望した。なぜなら、米国において取り組んでいる問題は、彼女のチームが欧州やその他の世界の地域において直面する問題と同じだからである。そして、データベースを国際的なものにすることによって、より多くの国際的協調の機会が生み出されると付け加えた。さらに彼女は、NIH のような機関がデータベースを管理するべきではないと警告した。MacArthur Clark は、ILAR が率先してデータベースを作成して管理することを支持すると表明した。Niemi は、将来、データベースが他の言語に翻訳されて、世界中において利用されることを望んでいると述べた。Peterson は、データベースには、質問や討論のコーナーを設けて、さらに CompMed listserv にリンクを張って、新しい成果基準がデータベースに加わったときには、科学コミュニティに知らせるべきであると提言した。

　個人用防護具 personal protective equipment（PPE）の使用を削減することに関して、Clarke は、米国国立環境衛生・安全科学研究所 National Institute of Environmental Health and Safety（NIEHS）および環境保護庁 Environmental Protection Agency（EPA）も同様に、生物を使用する施設における個人用防護具の使用削減を目指しているので、このような個人用防護具（PPE）の削減に関する研究のための費用をこのような機関（NIEHS や EPA）から得ることができる可能性を示唆した。つづいて Dysko は、Niemi が自身の動物施設を例にしながら、個人用防護具（PPE）の削減について説明をしたが、フェイスマス

クを着用しないことによって、スタッフがアレルギーから守られなくなるという複数のコメントが寄せられていると注意した。したがって、個人用防護具（PPE）の削減が人間の安全に及ぼす影響を評価しながら、新たな成果基準を作成することが必要であろうと述べた。Niemi は、Dysko のコメントに対して、ハーバード大学においては、このような個人用防護具（PPE）の削減については、バイオセーフティー事務局、環境衛生・安全事務局、ならびに労働衛生専門医の承認を得ていると答えた。

Neil Lipman は、欧州における研究のひとつを紹介した。その研究によると、げっ歯類に由来するアレルゲン（アレルギーの原因となる抗原物質）は、人間の髪の毛に蓄積し、げっ歯類に接した人の家やベッドにまで運ばれることが示された（Krop *et al.*, 2007）。彼はこの研究が、個人用防護具の削減、エアシャワーの不使用、あるいはケージ交換ワークステーションの不使用については慎重に検討しなければならないことを示唆していると述べた。

Kennedy は、アンモニア濃度を測定する方法があるか否かについて、そしてそのような方法を、ケージ交換の頻度に関する数値基準を策定するために使うことができるか否かについて質問をした。Niemi は、信頼性をもってアンモニア濃度を測定することはむずかしいと答えた。そして、この濃度以下なら安全、この濃度以上なら有害という閾値を定めるのはさらにむずかしいといった。彼の（ハーバード大学の）動物施設における標準手順は、できるかぎり動物に騒擾を与えずに、すべての動物を少なくとも1日1回観察するということである。Niemi は、いつの日か、高性能のケージが作られて、そのケージ内の動物の活動を観察し、もしその活動量があらかじめ決めておいた一定の範囲から逸脱した場合には、警報が鳴るようなシステムができることを夢見ている。

Jarrell は、直接に動物に接して仕事をしている人たちと話をして、改善の余地（たとえば、時間を調整して、動物福祉のための時間を増やすことなど）について訊ねることの重要性を再度強調した。たとえば、彼女の動物施設のスタッフは、汚れていないケージ内の動物に騒擾を与えることを好まない。したがって、そのようなスタッフは、汚れたケージのみを交換する研究に喜んで参画するという。汚れたケージのみを交換するという方法を採用する際の最も大きな課題は、週7日制の勤務体制を敷かなければならないということである。なぜなら、汚れたケージを確実に見つけなければならないからである。そこで、彼女の動物施設のいくつかの区域においては、現在、週7日制の勤務体制への移行を計画している。

8

本ワークショップをふりかえって

　本ワークショップ企画委員会共同委員長である David Kurtz は、重要であると考えられるいくつかの点を強調した。彼は、規制当局の人たちが関連法規の基礎に焦点を合わせて、柔軟性をもって成果基準を開発することの必要性を強調したことを高く評価した。また、多くの演者ならびに多くの分科会が、成果基準の策定にあたっては、多様な末端ユーザーや利害関係者に参画してもらうことが重要であることを強調したことも称賛した。また、チャールス・リバー社がデータを公表して、研究コミュニティがその成果を調べることによって、他の動物施設においても、そのような成果が有用であるかを考察することができることはすばらしいと述べた。

　Kurtz は、それぞれの分科会は、それぞれの課題にまじめに取り組んだと語った。彼は、分科会のテーマにかかわらず、多くの共通課題が浮かび上がってきたと強調した。とくに、動物福祉を第一とすることの重要性に関する共通課題である。もうひとつの重要な課題は、関連法規を第一の枠組みとして、まず重要な問題に取り組むときに、何が関連法規に記載されていて、何が記載されていないかを理解することである。成果基準を開発するときには、ブレインストーミング技術（訳注：集団でアイデアを出し合うことによって、相互交錯の連鎖反応や発想の誘発を期待する技法）が有用である。そのような技術は、すべてにあてはまる万能の解決法ではないものの、柔軟性をもって、よき科学を可能にするものである。また同時に、各機関はそれぞれに、固有の文化、あるいはさまざまな人材をもっているので、成果基準を開発する際には、そのような機関ごとの特色も考慮しなければならない。さらに彼は、データベースの構築には賛同するものの、各機関は、データベースに記載されている成果基準をそのまま使うことはできないことを認識しておく必要があると付け加えた。

　成果基準を開発することは、すなわち、みずからが学ぶ機会でもあるのだと

Kurtz は語った。彼は、Mary Ann Vasbinder のコメントを繰り返した。すなわち、成果基準は、開発中に何度も試行しながら進化していくのだ。このことは、けっしていらいらさせられるもとではなく、むしろ学習するもととなるのである。成果基準は生きている、そして呼吸している文書であり、たえずモニタリング、評価をしていかなければならないと Kurtz は述べた。これからさき、成果基準がどこに行くのか、それは定かではない。しかしそのことは、現状維持のままでよいという理由にはならない。彼は、成果基準に関する研究成果を出版することの重要性を強調した。本ワークショップを閉会するにあたり、Kurtz は、成果基準というものは、「指針」の次の改訂を待つのではなく、ものごとをよりよく行うために、科学コミュニティが利用することができるシステムなのであるといった。いい換えると、成果基準によって、「指針」を生きている、そして呼吸している文書にすることができるのである。

参考文献

Animal Legal Defense Fund, Inc. v. Glickman, 204F. 3d 229(D.C.Cir.2000). Available at https://law.resource.org/pub/us/case/reporter/F3/204/204.F3d.229.97-5074.97-5009.97-5031.html; accessed October 14, 2015.

American Veterinary Medical Association. 2013. AVMA Guidelines for the Euthanasia of Animals: 2013 Edition. Available at https://www.avma.org/KB/Policies/Documents/euthanasia.pdf; accessed October 14, 2015.

AWA [Animal Welfare Act]. 1990. Animal Welfare Act. PL(PublicLaw)89-544. Available at http://www.gpo.gov/fdsys/pkg/USCODE-2013-title7/html/USCODE-2013-title7-chap54.htm; accessed October 13, 2015.

Animal Welfare Regulations. Available at http://www.gpo.gov/fdsys/pkg/CFR-2013-title9-vol1/xml/CFR-2013-title9-vol1-chapI-subchapA.xml; accessed October 13,2015.

Baker, S. W., K. A. Prestia, and B. Karolewski. 2014. Using reduced personal protective equipment in an endemically infected mouse colony. Journal of the American Association for Laboratory Animal Science: JAALAS 53(3):273277. Available at http://www.ncbi.nlm.nih.gov/pmc/articles/PMC412856/; accessed October 14, 2015.

BVAAWF/FRAME/RSPCA/UFAW Joint Working Group. 2003. Refinement and reduction in production of genetically modified mice. Lab Anim 37 Suppl 1: S1-S49.

Castelhano-Carlos, M. J., N. Sousa, F. Ohl, and V. Baumans. 2010. Identification methods in newborn c57bl/6 mice: A developmental and behavioural evaluation. Lab Anim 44(2):88-103.

CFR. 2012. Title 9, Part 3. Environment Enhancement to Promote Psychological Well-Being. Washington, Office of the Federal Register. January 1. Available at http://www.gpo.gov/fdsys/granule/CFR-2012-title9-vol1/CFR-2012-title9-vol1-sec3-81; accessed October 14, 2015.

Council of Europe. 2006. Appendix A of the European Convention for the Protection of Vertebrate Animals Used for Experimental and Other Scientific Purposes (ETS 123). Available at https://aaalac.org/about/AppA-ETS123.pdf; accessed October 14, 2015.

European Parliament. 2010. Directive 2010/63/EU of the European Parliament and of the Council of 22 September 2010 on the Protection of Animals Used for Scientific Purposes. Available at http://eur-lex.europa.eu/legal-content/EN/TXT/?uri=CELEX:32010L0063; accessed October 14, 2015.

Federation of Animal Science Societies. 2010. Guide for the Care and Use of Agricultural Animals in Research and Teaching. Champaign, IL: Federation of Animal Science Societies. Available at http://www.fass.org/docs/agguide3rd/Ag_Guide_3rd_ed.pdf; accessed October 14, 2015.

IRAC [Interagency Research Animal Committee]. 1985. U.S. Government Principles for Utilization and Care of Vertebrate Animals Used in Testing, Research, and Training. Federal Register, May 20, 1985. Washington: Office of Science and Technology Policy. Available at http://oacu.od.nih.gov/regs/USGovtPrncpl.htm; accessed October 14, 2015.

Krop, E. J. M., G. Doekes, M. J. Stone, R. C. Aalberse, and J. S. van der Zee. 2007. Spreading of occupational allergens: Laboratory animal allergens on hair-covering caps and in mattress dust of laboratory animal workers. Occupational and Environmental Medicine 64(4):267-272. Available at http://www.ncbi.nlm.nih.gov/pmc/articles/PMC2078456/; accessed October 14, 2015.

McIntyre, A. R., R. A. Drummond, E. R. Riedel, and N. S. Lipman. 2007. Automated mouse euthanasia in an individually ventilated caging system: System development and assessment. J Am Assoc Lab Anim Sci 46(2):65-73.

NRC [National Research Council]. 2006. Guidelines for the Humane Transportation of Research Animals. Washington, DC: The National Academies Press. Available at

参考文献

http://www.nap.edu/catalog/11557/guidelines-for-the-humane-transportation-of-research-animals.html; accessed October 14, 2015.

NRC. 2011. Guide for the Care and Use of Laboratory Animals. Washington, DC: The National Academies Press. Available at http://www.nap.edu/catalog/12910/guide-for-the-care-and-use-of-laboratory-animals-eighth.html; accessed October 14, 2015.

PHS [Public Health Service]. 2015. Public Health Service Policy on Humane Care and Use of Laboratory Animals. Publication of the Department of Health and Human Services, National Institutes of Health, Office of Laboratory Animal Welfare. Available at https://grants.nih.gov/grants/olaw/references/phspol.htm; accessed October 14, 2015.

Paluch, L. R., C. C. Lieggi, M. Dumont, S. Monette, E. R. Riedel, and N. S. Lipman. 2014. Developmental and behavioral effects of toe clipping on neonatal and preweanling mice with and without vapocoolant anesthesia. J Am Assoc Lab Anim Sci 53(2):132-140. Available at http://www.ncbi.nlm.nih.gov/pmc/articles/PMC3966268/; accessed October 14, 2015.

Russell, W. M. S., and R. L. Burch. 1959. The Principles of Humane Experimental Technique. London: Methuen and Co. Available at http://altweb.jhsph.edu/pubs/books/humane_exp/het-toc; accessed October 14, 2015.

Schaefer, D. C., I. N. Asner, B. Seifert, K. Burki, and P. Cinelli. 2010. Analysis of physiological and behavioural parameters in mice after toe clipping as newborns. Lab Anim 44(1):7-13.

Thulin, J. D., J. F. Bradfield, V. K. Bergdall, L. A. Conour, A. W. Grady, D. L. Hickman, J. N. Norton, and J. M. Wallace. 2014. The cost of self-imposed regulatory burden in animal research. FASEB J 28(8):3297-3300. Available at http://www.fasebj.org/content/28/8/3297.long; accessed October 14, 2015.

Würbel, H., and M. Stauffacher. 1996. Prevention of stereotypy in laboratory mice: Effects on stress physiology and behavior. Physiol Behav 59:1163-1170.

補遺A

ワークショップの議題

4月20日（月）

7:30 – 8:30am　**登録**

8:30　**開会の挨拶**
　　　　Lynn Anderson, コヴァンス社 ― ILAR 円卓会議共同議長
　　　　Lida Anestidou, 全米科学・工学・医学アカデミー ― 円卓会議
　　　　　事務局長

9:00　**実験動物の人道的なケアおよび使用のための成果基準の概要**
　　　　Patricia Turner, カナダグエルフ大学オンタリオ獣医学部
　　　　企画委員会共同委員長

10:00　**コーヒーブレイク**

10:20　**成果基準の開発、実施、および評価：規制当局からの観点**
　　　　米国国立保健研究所（NIH）実験動物福祉局（OLAW）―
　　　　Susan Brust Silk ― ILAR 円卓会議討論参加者
　　　　米国農務省（USDA）― Carol Clarke ― ILAR 円卓会議討論参加者
　　　　カナダ動物ケア協会 ― Gilly Griffin
　　　　欧州/英国からの観点 ― Judy MacArthur Clark,
　　　　英国内務省、科学における動物規制部門

11:40　**質疑応答セッション ― 討論参加者による円卓会議**
　　　　Patricia Turner, Susan Silk, Carol Clarke, Gilly Griffin,
　　　　Judy MacArthur Clark

12:00 – 1:00pm　**昼食**（各自とること。カフェテリアは全米科学アカデミー ケッ
　　　　　クセンター 3階にあります。）

1:00	**成果基準の開発、実施、および評価：エンドユーザーからの観点 I** **米国研究機関** — Neil Lipman, スローンケタリング記念がんセンター / ワイルコーネル医科大学 **企業（バイオテクノロジー / 製薬）** — Mary Ann Vasbinder, グラクソ・スミスクライン社 - 企画委員会委員 **野生生物** — John Bryan II, ジョージア大学獣医学部
2:30	**コーヒーブレイク**
2:45	**成果基準の開発、実施、および評価：エンドユーザーからの観点 II** **農学** — Bart Carter, テキサス大学サウスウエスタンメディカルセンター **一般市民の関心** — Kenneth Litwak, 動物福祉協会 **AAALAC インターナショナル** — John Bradfield
4:15	**午後のセッションのまとめ** Paul Locke, ジョンズ・ホプキンス大学 — ILAR 評議員会への連絡係
4:45	**質疑応答セッション：討論参加者による円卓会議** Neil Lipman, Mary Ann Vasbinder, John Bryan II, Bart Carter, Kenneth Litwak, John Bradfield, Paul Locke
5:15	**1 日目のまとめと 2 日目の予定** David Kurtz, 米国国立環境保健科学研究所 — 企画委員会共同委員長

補遺A　ワークショップの議題　　　　　　　　　　　　　　　　　　103

4月21日（火）

8:30am	**登録**
8:45	**歓迎の挨拶および2日目の論点** Patricia Turner
9:00	**成果基準の開発および実施における詳細ステップ** Guy Mulder, チャールス・リバー社 — 企画委員会委員
10:00	**分科会の紹介** Donna Matthews Jarrell, マサチューセッツ総合病院 — 企画委員会委員
10:15	**コーヒーブレイク**
10:30	**分科会** 分科会1：動物の取り扱いおよび実験処置における人材養成 （赤色ステッカー） ケックセンター100号室 司会進行：Mary Ann Vasbinder および David Anderson 分科会2：職場の労働安全 （青色ステッカー） ケックセンター104号室 司会進行：Donna Matthews Jarrell および David Kurtz 分科会3：動物を使用する実験計画における科学的柔軟性（研究における逸脱） （黄色ステッカー） ケックセンター106号室 司会進行：Andrew Grady および Patricia Turner

分科会 4：周術期管理
（緑色ステッカー）
ケックセンター 201 号室
司会進行：Guy Mulder および Randall Nelson

12:00　**昼食**（各自とること。カフェテリアは全米科学アカデミー ケックセンター 3 階にあります。）

1:00　**成果基準のプレゼンテーション**

2:00　**成果基準の開発作業**

3:00　**コーヒーブレイク**

3:15　**各分科会における成果基準の開発作業の比較検討**
司会進行：Mary Ann Vasbinder

3:45　**容認することができる成果基準の共有**
Steven Niemi, ハーバード大学 – ILAR 円卓会議共同議長

4:30　**ワークショップのまとめおよび閉会**
David Kurtz および Lynn Anderson

補遺B

本ワークショップの講演者および組織委員会委員の略歴[1]

David M. Anderson のおもな専門領域は医学生物学研究であり、とくに人間の健康および生物学に関する複雑な課題を研究するための動物モデルの開発および利用である。現在は、ワシントン大学健康科学部門長を務めており、学内のさまざまな研究ならびに運営活動においてリーダーシップを発揮している。ワシントン大学健康科学部門は、3つの学際的研究センターのために、運営に関する監視および財務管理を行っている。さらにそのほかに、環境衛生・安全部門、施設・学術支援部門、危機管理部門、研究と教育における動物実験部門、学生および職員の健康管理部門、ならびに戦略的コミュニケーション部門などにも助言を与えている。さらにワシントン大学健康科学部門は、6つの健康科学に関する学部、すなわち歯学部、医学部、看護学部、薬学部、公衆衛生学部、社会福祉学部のために学際的な助言を行っている。Andersonは、効率よく、かつ継続的にプログラムを改善するために、教育、研究、ならびに運営を統合させるための支援を行っている。ワシントン大学健康科学部門は、世界における卓越した教育・研究部門のひとつとして、現在および将来における大学の状況を維持するためにきわめて重要な役割を果している。

John Bradfield は、AAALACインターナショナルのシニアディレクターである。Bradfieldは、ノースカロライナ大学チャペルヒル校の実験動物医学部門長および選任獣医師を務めている。また、イーストカロライナ大学の比較医学部門長も務めている。彼は長年にわたって、動物実験委員会活動に携わっており、現在は、ノースカロライナ実験動物医学アカデミーの理事も務めている。

John A. Bryan II は、公共サービスアシスタントであり、かつ野生動物獣医師である。彼はサウスイースタン野生動物疾病共同研究機構（SCWDS）において、外来侵入生物や野生動物の疾病に関する研究に取り組んでいる。Bryanは、ジョージア州の出身であり、エモリー大学で学部教育を受けた。大学院の学位

---

[1] 氏名は、ABC順に記載した。

と専門の研究教育は、ジョージア大学で受けた。ジョージア大学獣医学部卒業後は、SCWDS にて博士研究員の指導を受けた。SCWDS においては、野生動物の疾病の診断、病理学、および疫学について学んだ。2009～2015 年には、Bryan は、国立公園局（NPS）の選任獣医師および動物実験委員会委員長、獣医診断サービスコーディネータ、生物資源管理部門の野生動物獣医師などを務めた。2015 年、Bryan は SCWDS に戻り、公共サービスアシスタントかつ野生動物獣医師として、外来侵入生物や野生動物の疾病に関する研究に取り組んでいる。

Bart Carter は、民間診療および研究分野の両方において、さまざまな家畜に関わる業務を 25 年間にわたってつづけてきた経験を有している。彼はミズーリ州の農村で育ち、ミズーリ大学の学部学生として動物科学を学び、1990 年には同大学獣医学部を卒業した。Carter は、ケンタッキー州およびミズーリ州において、大動物の民間診療所で 9 年間仕事をした。その後、彼は民間診療所での仕事を離れ、ミズーリ大学に戻って、比較医学部門にて研修を修了した。その間、クローンブタおよび遺伝子改変ブタに関する研究によって修士号を得た。Carter は、研修修了後、ミズーリ大学動物実験施設管理部門副部門長として仕事をつづけ、その後、カンザス州立大学に移り、動物実験施設長兼選任獣医師を務めた。2008 年には、テキサス大学サウスウエスタンメディカルセンターに移り、動物実験施設長兼選任獣医師を務めており、現在に至っている。また彼は、AAALAC インターナショナルの特別コンサルタントを数年にわたって務め、現在は、AAALAC インターナショナルの評価評議員を務めている。Carter は、研究において家畜を使用しているいくつかの大学ならびにバイオテクノロジー関連の会社のために、顧問獣医師を務めている。

Judy MacArthur Clark は、動物福祉ならびに大学および民間におけるさまざまな研究活動において仕事をしてきた。彼女は、20 年以上にわたって、倫理指針の作成ならびに一般市民に対する科学の啓発に関して助言を与えてきた。MacArthur Clark は獣医師であり、また英国王立獣医師協会会長も務めてきた。彼女は、英国ならびに国際的なさまざまな重要な諮問委員会の委員長や委員を務めてきた。それらの委員会のなかには、たとえば、異種移植、家畜の福祉、研究に関する規則や生命倫理に関する委員会などが含まれている。2004 年には、その業績を称えて、大英帝国クイーン・コマンダーの勲位を授与された。2007

補遺B　本ワークショップの講演者および組織委員会委員の略歴

年には、英国内務省に主席査察官として着任し、現在は、実験動物規制部門長を務めている。MacArthur Clark は、研究に関する規制や規則の作成に関する業務において、英国のみならず、広くヨーロッパおよび米国においても活発な仕事をつづけている。

Carol Clarke は、ジョンズ・ホプキンス大学にて自然科学の学士号を取得し、タスキギー獣医科大学にて獣医師の学位を得た。獣医師の学位を得た後、Clarke は、ニューヨーク市にて 13 年間にわたって小動物臨床の仕事に携わった。その後、ペンシルベニア州キング・オブ・プルシアのスミスクライン・ビーチャム製薬会社において、実験動物医学の訓練プログラムを受けた。この実験動物医学の訓練を修了した後、1998 年、彼女は獣医資源プログラムの霊長類施設の獣医師として、米国国立保健研究所（NIH）に着任した。2001 年には、NIH の国立アレルギー・感染病研究所（NIAID）の比較医学部門へ移り、2005 年には、米国実験動物医学協会（ACLAM）の実験動物医学専門医になった。Clarke は、10 年間にわたる NIAID での仕事のなかで、動物実験委員会事務局、げっ歯類ノトバイオート委員会副委員長、および共同中央施設管理責任者を務めた。さらに彼女は、米国農務省（USDA）、NIH 実験動物福祉局（OLAW）、ならびに AAALAC インターナショナルへ提出する年次報告書をすべて作成した。Clarke は、2011 年、米国農務省（USDA）に移り、現在、メリーランド州リバーデールにある動植物衛生検査部（APHIS）本部の研究プログラム部門長を務めている。彼女の業務は、実験動物の専門家として、査察を実施したり、他の連邦機関と共同して仕事をしたり、あるいはさまざまな会議に動物ケア部門の代表として参加することである。

Janet C. Garber は、アイオワ州立大学にて獣医師の学位を取得し、ウィスコンシン大学にて Ph.D. の学位を得た。彼女のおもな業務は、感染症の研究、霊長類医学および霊長類研究、GLP 材料・装置の評価、移植免疫などである。バクスター ヘルスケア社にて安全性評価部門副部門長を務めた後、現在は、Garber コンサルティング社にてコンサルタントを務めている。おもな専門領域は、研究施設の管理である。Garber は、現在、AAALAC インターナショナルの特別コンサルタントを務めており、以前には、AAALAC インターナショナルの評議委員会委員長も務めていた。また彼女は、最近、ILAR の「指針」改訂委員会委員長も務めた。

Andrew W. Grady は、ミシシッピ大学メディカルセンター動物実験施設長兼選任獣医師を務めている。Gradyは、ミシシッピ州立大学にて獣医師の学位を取得し（1986年）、ミズーリ大学にて実験動物医学の専門教育を受けた（1991年）。1992年には、米国実験動物医学協会（ACLAM）の実験動物専門医の資格を取得した。1993年以降、彼はミシシッピ大学メディカルセンター動物実験施設長を務めている。Gradyは、AAALACインターナショナルの評議委員を務めている。継続教育として、国レベルの会議、電子/コンピュータ情報資源、大学が主催する教育セミナー、実験動物関連専門誌の抄読会などに関わっている。

Gilly Griffin は、カナダ動物ケア協会（CCAC）の基準部門長を務めている。彼女は、これまで19年間にわたってCCACにて仕事をしてきた。Griffinは、英国で生理学者として教育を受け、医学生物学および農学に関わる研究に携わってきた。主要な研究テーマは、インスリンおよびその関連ホルモンに関する研究である。またGriffinは、研究者、ならびに英国に本拠を置く医学研究における動物の代替のための基金（FRAME）が発行する査読誌「実験動物代替法」（ATLA）編集長およびカナダ実験動物代替センター事務局長として、3Rsの概念の普及のために長い年月を費やしてきた。現在は、CCACの基準部門長を務めている。CCACの基準部門においては、Griffinはひきつづき、指針の作成、3Rsの原則の擁護、ならびに研究において使用される動物の倫理的な使用を推進するための国レベルおよび国際的なレベルでの共同作業を行っている。

Donna Matthews Jarrell は、政府、企業、および大学において、24年間にわたって実験動物に関するプログラムの管理に携わってきた。彼女が携わってきたプログラムの運営費は、200万～1,500万ドル（2億1,200万～16億円）にも達するものであった。Jarrellは、2002年末、比較医学センター（CCM）副センター長としてマサチューセッツ総合病院（MGH）に着任した。2013年1月には、CCMセンター長兼MGH選任獣医師となった。MGHの研究予算額7億ドル（742億円）のうち1/3以上は、動物モデルを利用する研究であり、300名以上の主任研究者ならびに3,000名以上の研究スタッフが関わっている。CCMは、これらの研究を支援するために、すべての実験動物管理および獣医学的管理を提供する責務を有する。MGHの動物施設において飼育しているげっ歯類の匹数は、1日あたり約10万匹であり、そのほかにも他の種類の実験動物も

補遺B　本ワークショップの講演者および組織委員会委員の略歴

飼育している。CCMセンター長として、Jarrellはおよそ150名のスタッフを抱えており、そのなかには、上級研究員、獣医師、プログラムおよび施設管理者、獣医看護師、動物ケアスタッフ、ならびに管理事務職員などが含まれる。Jarrellは、ノースカロライナ州立大学にて、学士および獣医師の学位を取得した。1996年には、実験動物医学専門獣医師の資格を得た。Jarrellは、獣医師としてのキャリアをメリーランド州ベセスダの米国国立保健研究所（NIH）で開始した。彼女は、公衆衛生局（PHS）少尉を10年間以上にわたって務め、後に少佐に昇進した。政府機関（NIH）を離れた後は、マサチューセッツ州の受託研究機関の獣医サービス部門長兼選任獣医師として仕事を行い、その後、マサチューセッツ州のケンブリッジに移り、ミレニアム製薬会社で業務に携わった。2002年には、MGHに移った。MGHにいたあいだにJarrellが達成した最も大きな業績のひとつは、彼女のリーダーシップと運営管理であった。Jarrellは、ハーバード大学大学院経営学研究科（HBS）において、トヨタの生産システム／減量経営について初めて学び、2004年にそのシステムを比較医学センター（CCM）の運営システムに取り入れた。2006年には、HBSの統括マネージャープログラムにおいて、エグゼキュティブ教育証書を授与された。MGHでの業務のほかに、ノースカロライナ州立大学獣医学部の客員准教授を務め、そのほかにもニューヨーク州立大学デルハイ校にて研究室運営管理に関するオンラインコースを担当した。Jarrellは、地域レベル、国レベル、国際的レベルにおいて、研究開発分野におけるトヨタの生産システム／減量経営について多くの講演を行ってきた。

David M. Kurtz（組織委員会共同委員長）は、1989年、テネシー大学にて獣医師の学位を取得した。1993年、アラバマ大学バーミンガム校（UAB）にて実験動物医学の研修を修了し、1998年には、分子細胞病理学の博士号を得た。博士論文は、先天性の脂質代謝異常の分子論的研究に関するものであった。Kurtzは、ワシントン大学セントルイス校医学部（WUSTL）心臓病学部門にて、博士研究員として研鑽を積んだ。博士研究員時代の研究テーマは、核内ホルモン受容体による代謝遺伝子の調節であった。WUSTLにおいては、Kurtzはまた、比較医学部門の臨床獣医師としても仕事を行った。Kurtzは、2000年には、全米研究基盤センター（NCRR）の特別重点領域研究奨励賞（SERCA - K01）を得て、WUSTLの糖尿病研究・教育プログラムプロジェクトの研究教員となった。2003年～2011年のあいだには、Kurtzは、ノースカロライナ州リサーチ・ト

ライアングル・パークにある米国環境庁の国立保健・環境影響研究室の選任獣医師を務めた。2005 年には、米国実験動物医学協会（ACLAM）の実験動物医学専門医となった。また 2005 年から 2011 年のあいだには、Kurtz は、ノースカロライナ州リサーチ・トライアングル・パークにあるハムナー健康科学研究所およびインテグレイテッド・ラボラトリー・システムズ社の選任獣医師も務めた。2011 年以降、Kurtz は、国立環境保健科学研究所（NIEHS）の比較医学部門（CMB）の専門研究員を務めており、現在は、品質保証部門長を務めている。

Neil S. Lipman は、スローンケタリング記念がんセンター（MSKCC）およびワイルコーネル医科大学にて比較医学センター長および病理学部門長を務めている。また同時に、ワイルコーネル医科大学獣医病理学および実験医学講座教授、ならびに MSKCC のスローンケタリング研究所研究員も務めている。Lipman は、ペンシルベニア大学獣医学部を卒業した後、マサチューセッツ工科大学（MIT）比較医学部門にて博士研究員として研究を行った。Lipman は、米国実験動物医学協会（ACLAM）の実験動物医学専門医であり、実験動物医学および実験動物学の分野における 25 年以上の経験を有する。彼は、MIT、ブラウン大学、タフツ大学、ならびにシカゴ大学においても教員を務めている。Lipman は、とくに動物実験施設の設計、工学、および運営に関する専門知識や専門技術を有しており、国内外において、これまで、150 万平方フィート（14 万平方メートル）もの動物実験施設スペースの設計に携わってきた。Lipman は、「指針」第 8 版改訂委員会にも参画した。彼のおもな研究テーマは、橋渡し研究にかかわるものであり、たとえば、新規技術の開発・解析、動物モデルの開発・解析、実験動物に影響を及ぼす内分泌疾患の病理病因論、ならびに新規治療法の開発・解析などである。彼は、実験動物専門家の教育において、これまで多くの大学院生を指導してきた。

Kenneth Litwak は、ワシントン（D.C.）に本拠を置く動物福祉協会（AWI）の実験動物アドバイザーである。AWI で仕事を始める前は、Litwak は、ピッツバーグ大学およびルーイビル大学准教授として 20 年近くを過ごしてきた。その後、クリーブランド・クリニックにて選任獣医師を務めた。彼は、カンザス州立大学にて獣医師の学位を取得し、ウェイクフォレスト大学から博士号を授与された。第一著者および共著者を含めて、40 編以上の論文を発表した。

補遺B　本ワークショップの講演者および組織委員会委員の略歴

　Paul Locke は、環境保健科学者兼弁護士である。彼は、ジョンズ・ホプキンス大学ブルームバーグ公衆衛生大学院環境保健科学部准教授およびオレゴン州ポートランドのルイス・クラーク法科大学院にて動物法および動物科学客員教授を務めている。Locke は、エール大学医学部にて公衆衛生学修士の学位を取得し、ジョンズ・ホプキンス大学ブルームバーグ公衆衛生大学院にて博士号を授与され、さらにバンダービルト法科大学院にて法務博士の学位も得た。Locke は、ニューヨーク州およびワシントン（D.C.）にて法務活動をする資格を有している。また以前には、ニューヨーク州南部地方裁判所および連邦最高裁判所にて仕事をしていた。Locke の研究活動は、おもに、政策決定者が法律や規範を策定する際に、どのようにして環境保健科学や毒性学の研究成果を利用するかということ、そしてどのようにして環境保健科学を政策決定に応用するかということに焦点を合わせている。Locke の研究活動には、放射線に関する法規、ならびに人道的な科学および規範の研究も含まれている。米国のみならず、国際的なレベルの法規において、どのようにして *in vitro* の毒性学や哺乳動物を使用しない毒性学のデータを法規策定の過程に応用することができるかについて研究をしている。また Locke は、法律体系が、哺乳動物を使用しない毒性学ならびに試験において使用される動物の代替に及ぼす影響についても研究をしている。彼は、ジョンズ・ホプキンス大学ブルームバーグ公衆衛生大学院環境保健科学部にて博士課程プログラムの責任者を務めており、また同大学院動物実験代替法センターおよび法律・公衆衛生センターの教員も務めている。Locke は、数多くの査読誌に論文を発表してきた。たとえば、ニューヨーク大学環境法ジャーナル、環境法レポーター、動物実験代替法誌（ALTEX）、毒性学および環境保健ジャーナルなどである。彼はこれまで多くの賞を受けてきた。たとえば、エール大学公衆衛生大学院同窓会賞、全米公衆衛生学会環境部門卓越貢献賞などである。Locke は、これまで、8つの全米科学アカデミー（NAS）の研究委員会委員を務めてきた。そのなかには、「指針」改訂委員会も含まれている。また彼は、実験動物研究協会（ILAR）の評議委員も務めている。

　Guy B. Mulder は、チャールス・リバー（CRL）社獣医専門サービス部門長であり、またノースアメリカン・リサーチモデルサービス部門の選任獣医師も務めている。Mulder のおもな業務は、実験動物業者におけるげっ歯類およびウサギの生産、ならびに外科処置サービスにおける法令、技術、および臨床に関する監視を行うことである。Mulder は、さまざまな学協会において活発に活

動をしている。たとえば、米国実験動物学会、米国実験動物医学協会、米国実験動物臨床医学会、実験動物生産業者協会などである。また彼は、AAALACインターナショナルの特別訪問調査員も務めている。Mulder は、チャールス・リバーで仕事を始める前は、カリフォルニア大学アーバイン校の動物実験施設長兼選任獣医師を務めていた。実験動物医学分野に携わる前は、ワシントン州シアトルにて小動物臨床に従事していた。Mulder は、米国実験動物医学協会（ACLAM）の実験動物医学専門医である。彼は、ワシントン大学にて博士研究員の訓練を修了し、比較医学の修士の学位を受けた。また、ワシントン州立大学にて獣医師の学位を取得し、ウィラメット大学にて学士となった。

Randall J. Nelson は、1975 年、デューク大学にて心理学の学士となり、1979 年には、バンダービルト大学にて解剖学の博士号を取得した。カリフォルニア大学サンフランシスコ校にて博士研究員を終えた後、米国国立保健研究所（NIH）の研究員となった。最初は、米国国立精神保健研究所（NIMH）神経生理学研究室にて研究を行い、その後、NIMH 神経心理学研究室にて研究を行った。1984 年には、Nelson は、テネシー大学保健科学センター（UTHSC）に移り、現在は、解剖・神経生物学教授、研究副部門長、献体プログラム責任者などを務めている。Nelson は、UTHSC の動物実験委員会委員を 12 年間にわたって務め（そのうち 3 年間は委員長）、10 年前に、研究に関する法令順守部門長になった。Nelson は、現在、動物のケアおよび使用に関する機関の長、特定化学物質に関する責任者、および人安全管理責任者を務めている。Nelson は、NIH のいくつかの研究部門のメンバーになっており、29 年間継続して研究費を受けている。その間、彼は手の動きに関する研究をつづけている。Nelson は、実験動物研究協会（ILAR）の評議員を長年にわたってつづけている。また彼は、ILAR ジャーナルの編集委員、「神経科学および行動研究において使用される哺乳類のケアと使用に関する指針」に関する ILAR の報告書作成委員、「実験動物繁殖供給業者以外から入手して、研究において使用されるイヌおよびネコの科学的および人道的問題」に関する ILAR の報告書作成委員なども務めてきた。Nelson は、学術研究会議（NRC）を代表して「公共の利益のために」仕事を実施する全米メンバーに任命されている。また彼は、神経科学学会の動物研究委員会委員および AAALAC インターナショナルの特別委員を務め、現在は、AAALAC インターナショナルの特別専門委員になっている。Nelson は、動物福祉のためのサイエンティストセンター（SCAW）の理事のひとりであり、現

補遺B　本ワークショップの講演者および組織委員会委員の略歴　　　　　113

在は理事長を務めており、かつ暫定会長も務めている。Nelson は、共同教育（CITI）プログラムのために、いくつかの動物実験関連の文書を作成し、CITI のプログラム諮問委員会に参画している。この諮問委員会は、CITI の管理委員会のひとつとして機能している。Nelson はまた、全米ボーイスカウトのリーダーとして、地域社会にも積極的に関わっている。彼は、ボーイスカウト副隊長、プログラム副委員長、アロー勲章チャプター顧問、ならびに最近は、ウッドバッジコース主任も務めている。

Steven Niemi は、ハーバード大学教養学部動物資源部門長である。彼は、医学生物学研究およびバイオテクノロジー企業における 35 年間にわたる経験を有する。これまで、薬剤および機器の開発、遺伝子治療およびゲノム医療に関する起業、実験動物ケアおよび品質保証に関する受託企業で上級管理者として仕事をしてきた。Niemi は、米国実験動物医学協会（ACLAM）の実験動物医学専門医であり、また ACLAM 前会長であった。さらに、マサチューセッツ州医学研究協会の理事長も務めている。また、米国学術研究会議（NRC）/ 実験動物研究協会（ILAR）のバイオテロ組織への対抗手段を評価するための動物モデルに関する委員会共同委員長、米国国立環境保健科学研究所（NIEHS）の毒性実験代替法に関する全米毒性学プログラムの科学諮問委員会委員長も務めた。そのほかにも、彼はきわめて多くの委員を務めている。たとえば、バイオテクノロジー産業協会の食品・農業機構、ILAR、イリノイ州バイオテクノロジー産業協会、マサチューセッツ州バイオテクノロジー産業評議会、米国医学生物学研究協会（NABR）、医学および学術研究における公的責任機構（PRIM&R）、動物福祉のためのサイエンティストセンター（SCAW）、その他、医療用品や動物福祉に関する多くの、国の特別委員会委員などである。Niemi は、ハーバード大学にて生物学の学士となり、ワシントン州立大学にて獣医師の学位を取得した。マサチューセッツ工科大学（MIT）比較医学部門にて博士研究員として研究をしているときには、米国公衆衛生局（PHS）から全米研究サービス賞を授与された。その後彼は、ハーバード大学大学院経営学研究科（HBS）にて経営開発プログラムのコースを修了した。

Susan Brust Silk は、米国国立保健研究所（NIH）実験動物福祉局（OLAW）規範および教育部門長である。彼女は、公衆衛生局（PHS）の「実験動物の人道的なケアと使用に関する規範」に関して、PHS に「動物福祉保証書」を提出

した機関における研究、試験、教育における動物の使用について監督をしている。Silk は、実験動物の倫理的および人道的なケアと使用に関する教育プログラムを開発・監修している。それらの教育プログラムには、たとえば、OLAW が提供するウェビナー（オンラインセミナー）プログラムや OLAW のウェブサイト上の資料も含まれる。Silk は、OLAW で仕事を開始する前は、NIH の国立がん研究所（NCI）の所長事務室にて上級科学ライターおよび特別コミュニケーションプロジェクト開発者として業務に携わっていた。また彼女は、動物指針上級アドバイザーおよびマウスに関する助言部門長として、NCI の所内プログラムに関わっていた。Silk は、NCI およびスウェーデンのカロリンスカ研究所にて、マウスの形質細胞腫の発生機序に関する研究を行った。彼女は、NIH およびジョンズ・ホプキンス大学医学部にて、トランスジェニックマウス中央研究室を主宰した。Silk は、メリーランド大学にて免疫学/遺伝学の学士となり、またメリーランド芸術大学芸術学部にて、デザインおよび美術の学士号も得ている。

Patricia V. Turner（組織委員会共同委員長）は、カナダグエルフ大学オンタリオ獣医学部病理生物学教授兼実験動物学プログラムリーダーである。また彼女は、大学の実験動物病理診断中央研究室も管理しており、実験動物病理に関するコンサルティングも提供している。Turner のおもな研究領域は、実験動物の感染病、環境がげっ歯類の感情に及ぼす影響、実験動物の麻酔・鎮痛・安楽死などである。Turner は、マックマスター大学にて生化学の学士となり、ダルハウジー大学にて薬理学の修士号を取得し、グエルフ大学オンタリオ獣医学部にて獣医師の学位を得た。さらに、グエルフ大学にて比較病理学の博士号も取得した。マギル大学にて博士研究員として研究を行った後、クイーンズ大学の動物ケア部門長兼病理学准教授になった。その後 Turner は、ワーナー・ランバート社およびファイザー社にて、前臨床安全性試験における毒性学チームの責任者として業務を行った。彼女は、グエルフ大学にて、実験動物医学、病理学、動物福祉、毒性病理学を教えている。Turner は、米国実験動物医学協会（ACLAM）の実験動物医学専門医、米国毒性学会認定専門家、ヨーロッパ動物福祉および行動医学協会認定専門家である。Turner は、現在、国際実験動物医学協会（IACLAM）会長、世界獣医学会評議員、および AAALAC インターナショナルの評議員を務めている。

補遺B　本ワークショップの講演者および組織委員会委員の略歴

Mary Ann Vasbinder は、1995年、フロリダ大学にて獣医師の学位を取得した。1995年から1997年には、ノースカロライナ州立大学にて研修を修了した。2001年には、米国実験動物医学協会（ACLAM）の実験動物医学認定医になった。Vasbinderは、2006年から2010年には、ノースカロライナ州リサーチ・トライアングル・パークにあるグラクソ・スミスクライン（GSK）社にて選任獣医師を務めた。彼女は、2008年、GSKの国際チームを率いて、イヌのケアおよび住居に関する成果基準を策定した。Vasbinderは、現在、動物福祉・倫理・戦略部門の一員であり、また3Rsおよび動物実験教育プログラムに関する企業責任部門長を務めている。Vasbinderの専門分野は、動物の住居、国際的な動物ケア・使用プログラム、環境エンリッチメント、教育プログラムなどである。

補遺C

使命表明

　特別委員会は、公開討論会を企画・開催して、実験動物の使用のための成果基準の概念に関する重要な問題点について検討するものとする。「実験動物の管理と使用に関する指針」(「指針」；米国研究協議会 (NRC) 2011, p. 6) には、成果基準 (performance standard) とは、「望ましい達成目標は記載されているものの、動物のケアと使用に関するプログラムの管理責任者、研究者、ならびに動物実験委員会に自由裁量権を与えることによって、当該目標を達成するための方法に柔軟性をもたせた基準または指針であり、成果達成型のアプローチにおいては、その特定の目的を達成するためには、専門家の意見、健全な判断、およびチームアプローチが必要である」と明記されている。今回招待した講演者たちは、成果基準について、定義づけ、開発、実施、評価、および認証という課題に取り組み、「最善の実践、管理、および運用」(「ILAR 指針」p. 7) を確実なものにしようとしている。特別委員会は、ワークショップの議題を定め、講演者および討論参加者を選定・招待し、そして討論の司会進行をするものとする。本ワークショップにおけるそれぞれの講演者や討論参加者による講演や討論の要旨は、ILAR の「指針」に従って指定された報告者によって作成されるものとする。

翻訳者現職

久原　孝俊（くはら　たかとし）
　　順天堂大学

鍵山　直子（かぎやま　なおこ）
　　公益財団法人　実験動物中央研究所

「ILAR指針」をさらに深く理解するために
―成果基準（パフォーマンス・スタンダード）の立案と実践による動物実験の適正化―

平成28年8月8日　初版発行

翻訳者… 久原孝俊・鍵山直子

発　行… 株式会社アドスリー
　　　〒164-0003 東京都中野区東中野 4-27-37
　　　TEL：03-5925-2840
　　　FAX：03-5925-2913
　　　E-mail：principle@adthree.com
　　　URL：http://www.adthree.com

発　売… 丸善出版株式会社
　　　〒101-0051 東京都千代田区神田神保町 2-17
　　　神田神保町ビル6F
　　　TEL：03-3512-3256
　　　FAX：03-3512-3270
　　　URL：http://pub.maruzen.co.jp

デザイン・DTP… 吉田佳里

印刷製本… 日経印刷株式会社

©Takatoshi Kuhara・Naoko Kagiyama 2016, Printed in Japan
ISBN 978-4-904419-64-9　C3047

価格はカバーに表示してあります。
乱丁、落丁は送料当社負担にてお取替えいたします。
お手数ですが、株式会社アドスリーまで現物をお送りください。